Dedicado a mis hijos Shawn y Brian, ya que fueron mis mejores maestros. A mi esposo Miguel, por apoyar mi maternidad y lactancia al máximo. Y a todas esas madres y criadores que de una forma u otra compartimos y aprendimos las unas de las otras. ¡Gracias por permitirme ser parte de sus vidas!

Tabla de Contenido

I. El día de parto

¡Llego el Día del Parto!!!
Guía paso a paso para el proceso de parir

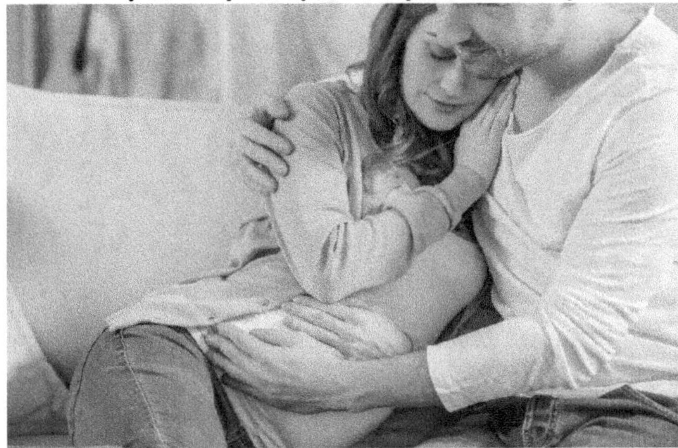

Luego de 9 largos meses de espera, ya llego el momento de la llegada del bebé. Como hemos mencionado antes, el momento del trabajo de parto y parto no es fácil. Pero la recompensa es que pronto se tendrá el bebé en brazos.

Secreciones vaginales y sangrado

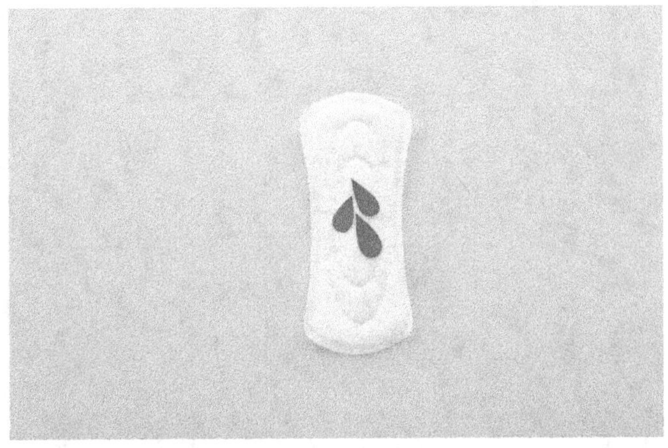

Las secreciones vaginales son comunes durante todo la gestación, volviéndose mucho más abundantes ya para el final de la gestación. Sin embargo, en algún momento la gestante nota una mucosidad grande, ya sea en la ropa interior o en el papel de baño (esta puede ser desde transparente a rosada o marrón). Esto es lo que se conocen como el **tapón mucoso**; que es lo que hace que la cérvix se mantenga cerrada hasta que el cuerpo esté listo para el parto (pueden todavía pasar semanas para que se presente el parto). A veces las relaciones íntimas, o el examen pélvico (vaginal) hace que el tapón mucoso se bote. Algunas personas no botan el tapón mucoso hasta el día del parto.

Ya cuando está comenzando el parto temprano, estas secreciones se vuelven de color rosado o marrón (lo que se conoce como "pink show" o "bloody show"). Esto ocurre cuando la cérvix se está borrando y dilatando.

Cuando se rompe fuente (aguas) sin contracción

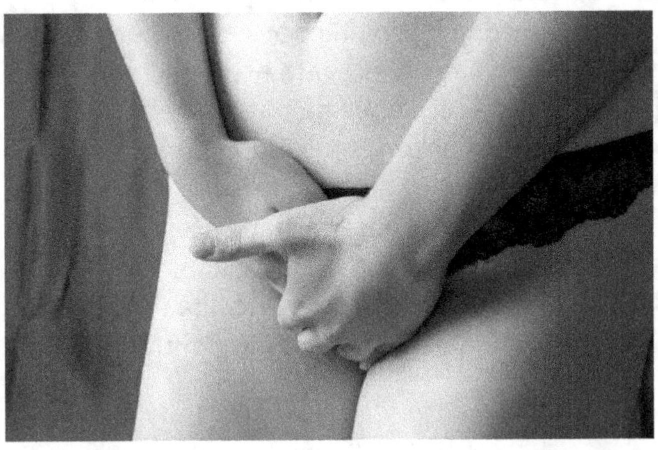

El romper fuente sin contracción se conoce como ruptura prematura de membranas. En el caso del parto en hospital o centro de maternidad, la mayoría de los obstetras en estos casos prefiere que se vaya directo al hospital. En el caso de parto en casa, la patera usualmente va al hogar y examina la condición de la parturienta y su bebé. El manejo del parto cuando se rompe fuentes sin contracciones dependerá de la preferencia del médico o la partera. Algunos protocolos médicos y hospitalarios prefieren que no se esté con fuente rota más de 12 a 18 horas; mientras otros esperan hasta más de 24 horas.

Si no se está segura si se rompió fuente o no, se puede cambiar la ropa interior por una limpia y toser. Si se vuelve a mojar, es que se ha roto fuentes. Si por el contrario, tiene dudas si rompió fuente o no, lo mejor es tomar una ducha rápida e irse al hospital.

En algunos casos las contracciones comienzan al rato de romper fuentes (aguas). Sin embargo, en otras situaciones, hay que intervenir para estimular el parto. Entre las formas "naturales" para estimular que comiencen las contracciones de parto están la estimulación de los pezones (usando las manos o la bomba de extracción) ya que se libera oxitocina, y ayuda a que las contracciones comiencen; caminar; masaje de acupresión (para estimular la liberación de oxitocina). Entre las tecnicas medicas están el uso de Pitocina (forma sintética de oxitocina) para que comiencen las contracciones.

NOTA: Sea cual sea la situación, cuando se rompe fuentes, la recomendación general seria no baños de bañera (tina); no relaciones íntimas; no introducir nada en la vagina. Se recomienda ir de inmediato al hospital o centro de maternidad si la parturienta ha roto fuentes (aguas) y es positiva al grupo de estreptococos B, o si hay meconio en el líquido amniótico.

Cuando comienzan las contracciones

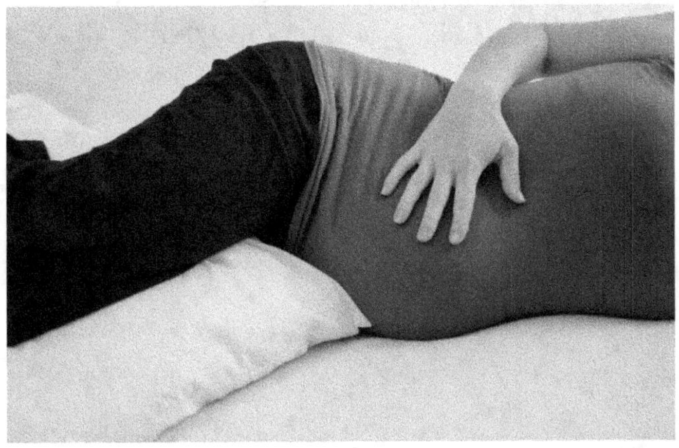

El día de parto, las contracciones suelen comenzar como
un "retortijón" leve, parecido a los retortijones de la
menstruación. La contracciones suelen ser leves e
infrecuentes (pero poco a poco se van poniendo más
regulares y frecuentes, según el parto avanza). La **fase de
parto temprano** (cuando las contracciones duran 45
segundos o menos) es el momento de descansar, relajarse
y distraerse. El parto temprano suele ser la fase de parto
más larga, en especial para las personas primerizas (a
veces hasta 20 horas). En esta fase, a menos que se haya
roto fuentes (aguas), es recomendable permanecer en
casa.

La parturienta y su pareja o acompañantes notarán que se
ha hecho la transición a **parto activo** cuando las
contracciones suelen durar unos 60 segundos, y son más
fuertes y regulares (tanto en fuerza como en frecuencia
entre una contracción y otra). El humor de la parturienta
cambia, que en lugar de estar alegre y feliz en la fase de
parto temprano; ya en la fase de parto activo está más

enfocada, más concentrada, y más seria (hasta el tono de voz cambia). Se le recomienda repasar la regla del 411 y 511 para ver cuál es el mejor momento dentro de esta fase para irse al hospital.

Señales de que está en trabajo de parto

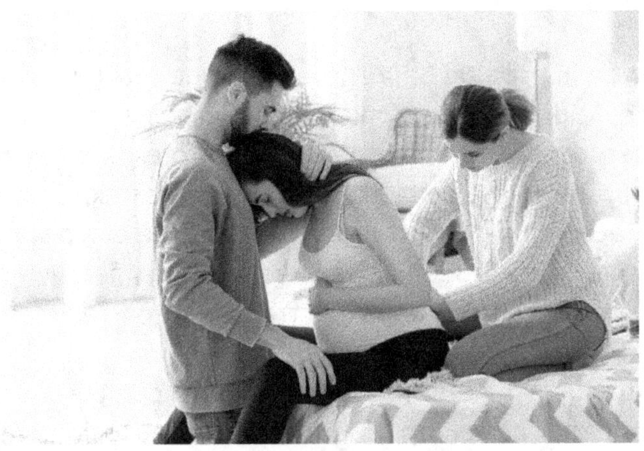

Esta generación ha sido "domesticada" a pensar como el comienzo de parto, al tipo de parto habitual que vemos en las películas o televisión, donde la gestante de repente siente un dolor, se le rompen las membranas y se pare en la primera esquina que encuentre. Sin embargo, el proceso real del parto no es en nada similar a esta situación y definitivamente, es mucho más complejo de predecir. La realidad es que la mayoría de las gestantes pasaran el proceso de trabajo de parto temprano preguntándose si en realidad están de parto o no. Sin embargo, hay varias señales que nuestro cuerpo nos da para distinguir el comienzo de este proceso tan maravilloso.

<u>**Entre algunas señales que las gestantes pueden identificar están:**</u>

Dolor en la espalda baja—Mientras que muchas gestantes sufren de dolor en la espalda baja, ocasionada por el peso del vientre; el dolor de espalda de parto es uno que viene y se va. También, no todas las parturientas experimentan dolor de espalda; en otras las molestias de parto son en el abdomen. Esto depende de la posición del bebé en el momento en que comience el trabajo de parto.

Tapón mucoso—Durante la gestación la cérvix está "bloqueada" por el tapón mucoso (una mucosidad que impide que nada entre al útero gestante). Una vez la cérvix comienza a borrarse y dilatar, el tapón mucoso se libera (puede liberarse de poco a poco, o el tapón completo). Este puede ser color rosado, marrón, o rojo. Algunas no lo notan; mientras otras lo notan en la ropa interior o en el papel de baño. El tapón mucoso se puede botar hasta dos semanas antes de que comience el trabajo de parto.

Diarrea—Las evacuaciones blandas o la diarrea ya para el final del embarazo pueden ser señal de que el parto está cerca. Usualmente esto ocurre alrededor de 48 horas antes de que comience el trabajo de parto; y ocurre por la liberación de la hormona prostaglandina. Esto ayuda, ya que al tener los intestinos "vacíos", el útero se puede contraer con mayor eficiencia.

Contracciones—Las contracciones son lo que ayudan a la cérvix a dilatarse, como también, en la segunda etapa del parto, ayudan a "pujar" al bebé a través del canal de parto. Muchas gestantes sienten las "contracciones de práctica", conocidas como Braxton Hicks, aun en semanas antes de que se presente el parto. Las contracciones de Braxton Hicks no son lo suficiente fuertes o regulares como para dilatarse; y muchas veces se relacionan a síntomas de deshidratación. Por eso, si se tienen contracciones, se recomienda que se tome un vaso de agua. Si se van, eran contracciones de Braxton Hicks. Sin embargo, las contracciones de parto son mucho más fuetes, más largas, y los intervalos entre una contracción y otra son más cercanas que las contracciones de Braxton Hicks; aparte de que las molestias causadas por la contracción se mueven desde la espalda hacia la parte frontal inferior del vientre (parecido a las molestias de la menstruación).

Anidar—Ya cerca del parto a muchas gestantes le entra un soplo de energía, que las pone a preparar el hogar para la llegada del bebé...desde abastecerse de compra, reorganizar toda la casa, la nevera, los anaqueles, limpiar literalmente todo, etc. Sin embargo, ya cerca de que comience el parto, la gestante siente todo lo contrario; se siente cansada, y quiere descansar...reservando energías para el día de parto.

Ligerez—Esto ocurre cuando el bebé se encaja en la pelvis. Esto puede suceder desde semanas antes, hasta el mismo día en que comienza el trabajo de parto. Se le llama ligerez, ya que cuando el bebé se encaja en la pelvis, la gestante se siente que puede respirar mucho más fácil, aunque comienza a orinar mucho más frecuente (por la presión de la cabeza del bebé sobre la vejiga).

Rotura de membranas/romper fuente—Muchas personas piensan que el parto comienza cuando se rompe fuente. Sin embargo, tan solo un 12% de las gestantes se van de parto cuando rompen las membranas. La realidad es, que si se dejasen en paz, un 75% de las gestantes rompen fuente por sí solas luego de estar en 9 cm de dilatación.

Otras señales de parto—También se pueden experimentar horas antes diarreas, molestias estomacales, pérdida de apetito, y un aumento ligero en la presión arterial.

Orejita para el acompañante
Se puede tomar el tiempo de las contracciones, ya sea con una aplicación hecha con este propósito (recomendamos el app "Full Term") o con un reloj común, y anotarlas. Sin embargo, se recomienda evitar irritar e incomodar a la parturienta persiguiéndola con un reloj cada vez que tenga una contracción.

<u>Se pueden diferenciar las contracciones de parto de las contracciones de Braxton Hicks (contracciones de preparación) en que:</u>

- ❖ Las contracciones de parto se van acercado más unas a otras.
- ❖ Las contracciones de parto se van volviendo más fuertes con el tiempo.
- ❖ Las contracciones de Braxton Hicks solo se sienten en el frente del vientre, mientras que las de parto se sienten por todo el vientre (hasta en la espalda).
- ❖ Las contracciones de parto son más largas.
- ❖ Con las contracciones de parto, cuando se camina, las contracciones se sienten más fuertes.
- ❖ La cérvix se dilata solo con las contracciones de parto.

Tomando el tiempo de la contracciones

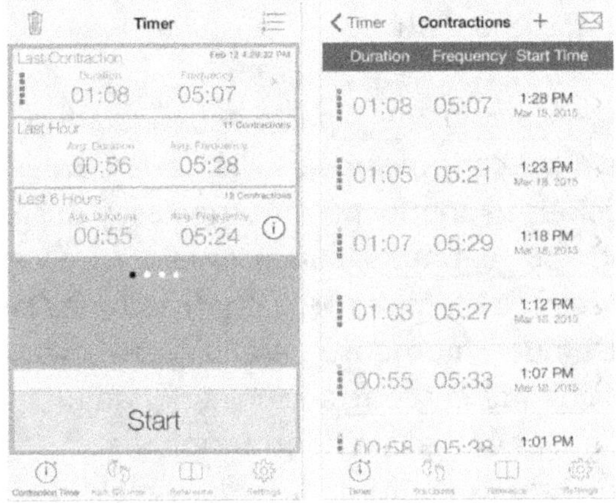

Ya para el final de la gestación muchas gestantes sienten contracciones que no son de parto (Braxton Hicks); así que no es lógico tomar literalmente cada contracción que sintamos. Un buen momento para comenzar a tomar el tiempo de las contracciones es cuando estamos seguras de que estamos en trabajo de parto; es decir, las contracciones tienen un patrón, y duran un tiempo específico de tiempo.

El tomar el tiempo de las contracciones es importante, ya que ayuda a determinar en qué fase de parto se está; ya que cada etapa de parto se caracteriza por el tiempo que dura la contracción.

Parto temprano—Se considera parto temprano cuando la cérvix mide 3 centímetros o menos en diámetro. En esta etapa las contracciones son de intensidad leve (similares a las molestias de menstruación), irregulares (no siguen un patrón), y por lo general duran entre 30 a 45 segundos de duración; y pueden tener un intervalo entre una contracción a otra, que varía de tener una contracción cada 30 minutos, a tener una contracción cada 4 a 5 minutos, entre una y otra.

Parto activo—Se considera parto activo cuando la cérvix mide entre 4 a 7 centímetros de diámetro. En esta epata las contracciones son mucho más fuertes, y duran alrededor de 60 segundos; con intervalos que varían desde contracciones cada 5 minutos, a contracciones cada 3 minutos. Un buen momento para llamar al médico o la partera, es cuando las contracciones tienen un intervalo de 4 a 5 minutos entre una contracción y otra.
Transición—Esta es la última fase de trabajo de parto, que comienza cuando la cérvix tiene 8 centímetros de dilatación; y culmina cuando la cérvix se dilata hasta los 10 centímetros. En esta etapa las contracciones duran alrededor de 90 segundos; en intervalos entre 30 segundos a 2 minutos entre una contracción y otra.

Existen diferentes aplicaciones en los teléfonos inteligentes que ayudan a monitorear el tiempo e intervalo de las contracciones (personalmente recomendamos un app llamado "**Full Term**"). Para los que se sienten más seguros monitoreando las contracciones con reloj, lápiz y papel se recomienda que tome lo siguientes datos:

❖ Hora en que comienza la contracción
❖ Hora en que termina la contracción
❖ Tiempo que dura la contracción
❖ Cuanto tiempo pasa entre una contracción y otra

NOTA: Se recomienda comenzar a monitorear las contracciones una vez estemos seguros de que las contracciones no son las de Braxton Hicks; como también, si las contracciones no siguen un patrón (que básicamente las contracciones tienen tanto el mismo tiempo, como el mismo intervalo entre una contracción y otra), entonces se recomiende que se tome un descanso de monitorear las contracciones por una o dos horas.

La dilatación de la cérvix

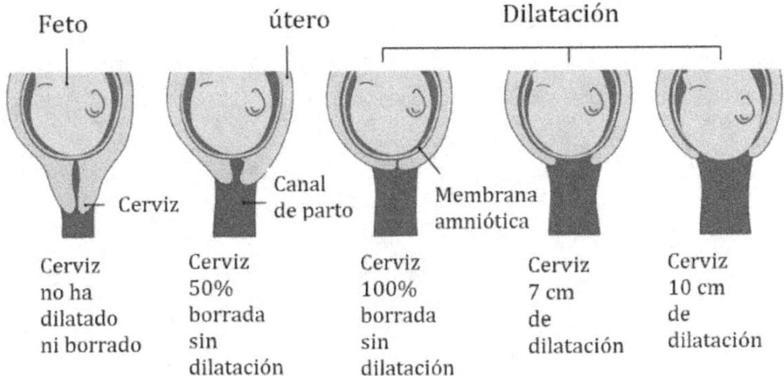

Las contracciones son el efecto de la oxitocina (hormona maternal) sobre el músculo uterino, el cual causa que este se contraiga con el fin de dilatar la cérvix (el cuello del útero), permitiendo así el pasaje del bebé. Una dilatación completa es de 10 centímetros, que es cuando la cérvix está completamente abierta, permitiendo así que el bebé descienda al canal de parto durante la etapa de pujo en el momento del parto.

A la vez que la cérvix se dilata, esta también se ablanda/madura/borra lo cual el médico o partera mide en porcentajes. El borramiento y la dilatación ocurren simultáneamente.

Dilatación de la cérvix

En el chequeo pélvico, el médico o partera nota el cuello del útero duro se siente como la punta de la nariz. Ya una vez se está ablandando/madurando se siente como el lóbulo de la oreja. Una vez completamente ablandado y listo se siente como la parte de adentro de la mejilla (flexible y suave).

Duración del parto

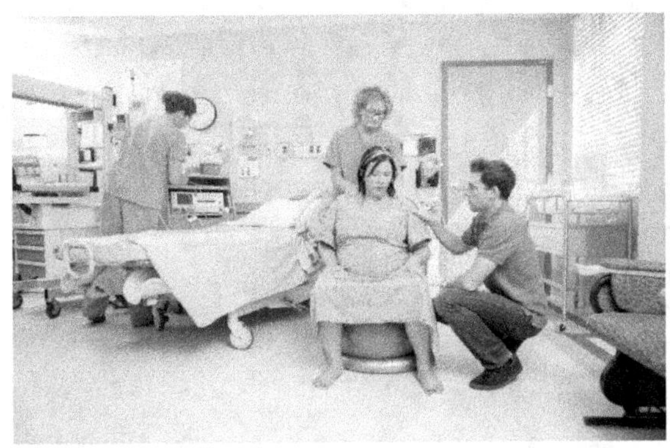

El largo de cada trabajo de parto y parto es diferente entre cada persona gestante, como también en cada gestación. Sin embargo, hay factores que pueden afectar el tiempo de labor de parto, tales como la edad de la gestante, la intensidad de las contracciones, si el parto es natural o es inducido, la posición del bebé en útero, si la gestante ha parido antes (multípara), y la forma y tamaño de la pelvis de la gestante. El promedio de duración de cada fase y etapa de parto es la siguiente:

Parto temprano—Dura un promedio de 6 a 12 horas (en especial en la parturienta primeriza). Una vez la cérvix se borra y se dilata, el bebé se posiciona en el canal de parto, dando comienzo al parto activo.

Parto activo—Dura un promedio de 8 horas

Etapa de pujo—El promedio es menos de 4 horas. La Organización Mundial de la Salud recomienda que se utilicen intervenciones médicas una vez la fase de pujo dura más de 4 horas.

NOTA: Se considera un parto largo, cuando el trabajo de parto junto con el parto dura 17 horas o más en una parturienta primeriza; y 14 horas en una parturienta multípara. Hay que tener en mente que las personas cuentan el tiempo de parto de forma diferente. Algunas cuentan el tiempo del parto temprano y parto activo juntas; mientras que muchos hospitales solo cuentan el tiempo de parto activo (ya que muchas parturientas pasan la fase de parto temprano en el hogar).

Las Cuatro etapas de parto

Dilatación de la Cerviz

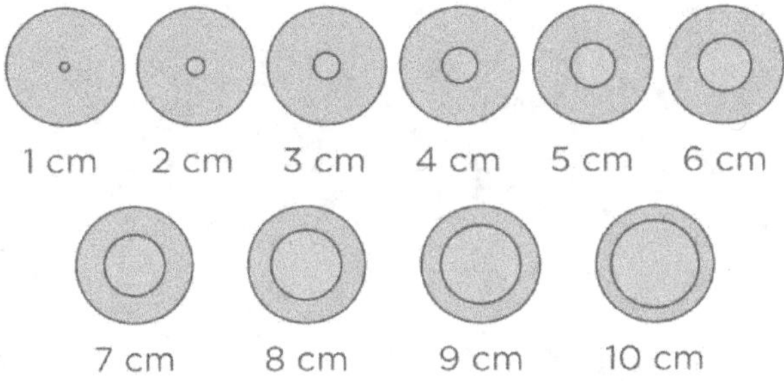

Las 4 etapas de parto se resumen en:

Primera Etapa de Parto—Consiste en el trabajo de parto, que consiste en las contracciones y la dilatación de la cérvix, hasta llegar a 10 centímetros.

Segunda Etapa de Parto—Consiste en la etapa de pujo y expulsivo.

Tercera Etapa de Parto—Consiste en el nacimiento de la placenta.

Cuarta Etapa de Parto—Las primeras semanas y meses del bebé.

NOTA: Según la medida de la cérvix el médico o la partera determina en qué fase de parto se está (parto temprano, parto activo y transición). La primera etapa de parto es la etapa de dilatación, donde la cérvix se dilata hasta llegar a 10 centímetros.

Primera Etapa de Parto

La primera etapa de parto suele ser la parte más larga del parto, donde el útero se contrae, y la cérvix se dilata. Consiste en el trabajo de parto, que consiste en las contracciones y la dilatación de la cérvix, hasta llegar a 10 centímetros. Esta primera etapa de parto a su vez se divide en tres fases: parto temprano, parto activo y transición.

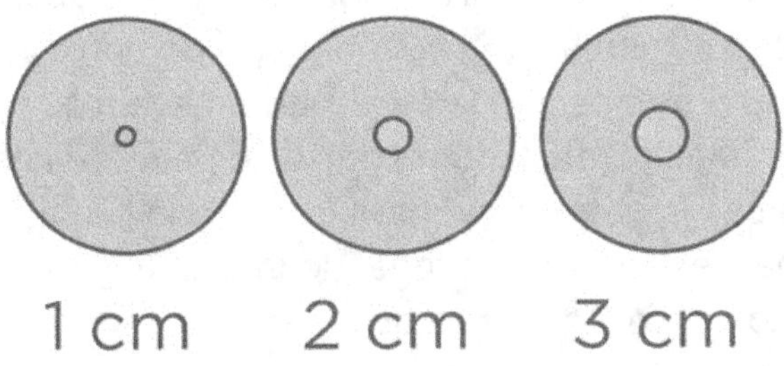

Fase de Parto Temprano—En esta fase las contracciones suelen ser leves, y muchas gestantes se cuestionan si están verdaderamente de parto o no. Al principio el intervalo de las contracciones puede ser de cada 20 minutos entre una contracción y otra, y la duración de las contracciones es aproximadamente 40 segundos. Gradualmente, las contracciones se ponen más cercanas unas a otras (de cada 4 a 5 minutos entre una contracción a otra). Este no es momento de irse al hospital (a menos que se haya roto fuentes o aguas). En esta fase lo recomendable es descansar, y hacer actividades que te "distraigan" y relajen. Si es de noche, se recomienda que la parturienta duerma.

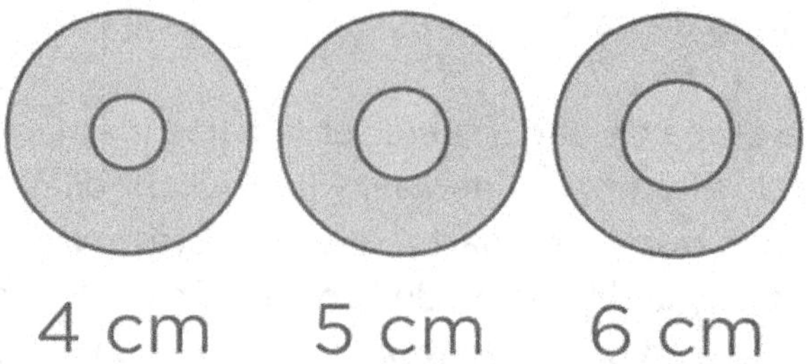

Fase de Parto Activo—En esta fase las contracciones son más intensas, y duran alrededor de 60 segundos; con un intervalo entre una contracción y otra de entre unos 4 a 5 minutos. A menos que la parturienta haya roto fuentes o aguas, o haya planificado un parto con anestesia epidural, todavía es muy temprano para la mayoría irse al hospital. Usualmente el momento ideal de irse al hospital es al final del parto activo, comienzo de la fase de transición. En esta fase las poses y ejercicios que se aprendieron en las clases de parto son efectivos. También es el mejor momento de llamar a la doula.

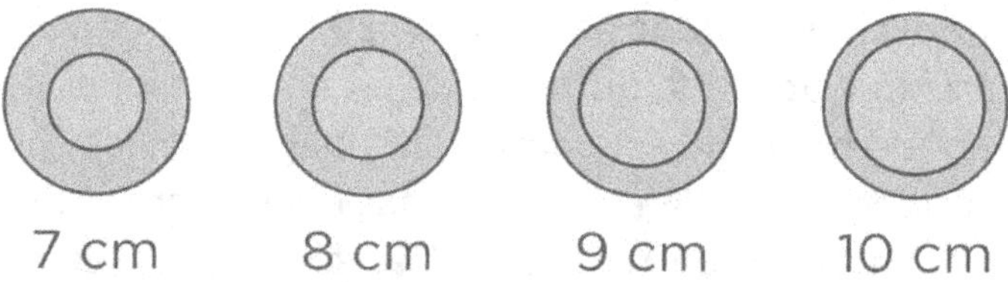

Fase de Transición—Mientras que la transición suele ser una de las fases más cortas del parto, definitivamente es la más difícil (para esta fase es que se recomienda haber tomado unas clases de parto). En esta fase, las contracciones suelen durar hasta un minuto y medio; con un intervalo de dos o tres minutos entre una contracción y otra. En esta etapa muchas parturientas pueden sufrir de temblores involuntarios, y hasta vomitar (en especial, aquellas que sufrieron de "mala barriga" o nauseas matutinas. Usualmente esta fase dura menos de dos horas. El apoyo de los acompañantes en el parto es crucial durante la fase de transición. Aquí es donde el acompañante puede emplear todas las tecnicas de manejo del dolor que aprendieron en las clases de parto. La fase de dilatación culmina cuando la cérvix llega a 10 centímetros, y comienza la Segunda Etapa de Parto o Fase de Pujo o Expulsivo.

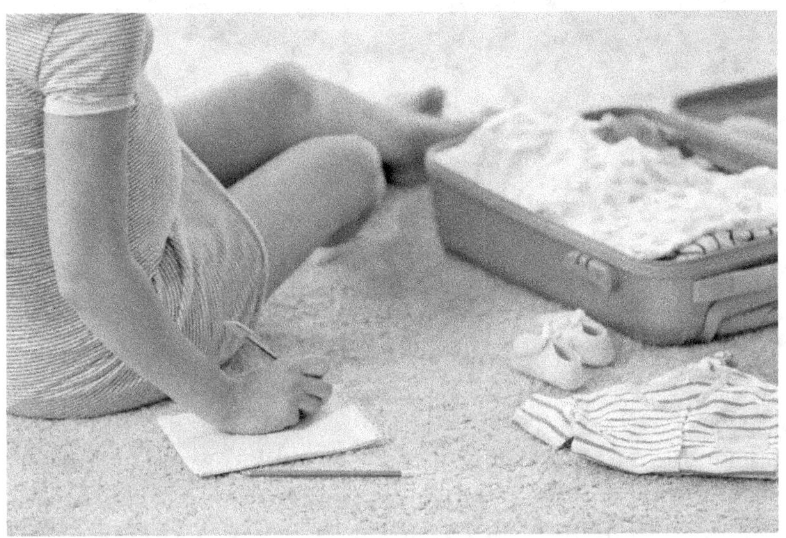

Parto temprano—Esta es la fase donde las contracciones son bastante manejables, ya que la duración de la contracción es alrededor de 45 segundos. En esta etapa usualmente no es necesario el físico; y más bien es la etapa de "ignorar" las contracciones, mientras más estas lo permitan. En esta etapa lo más recomendable es distraerse lo más posible de las contracciones, como ver una película, terminar de empacar (o verificar que lo tenemos todo listo), relajarse. El rol de la pareja o acompañante es más bien de compañía, y de ayudarnos en las cosas de último minuto.

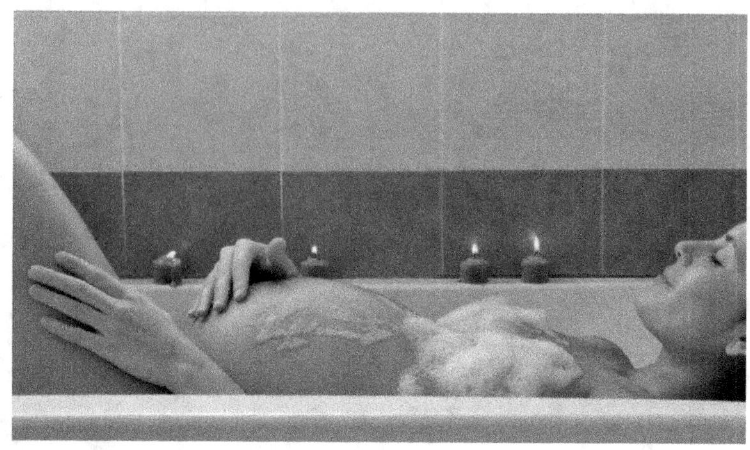

Parto activo—En esta fase las contracciones duran hasta 60 segundos, y son más intensas y regulares que las de parto temprano (por lo general se separan una contracción de otra entre cada 3 a 5 minutos entre una y otra). Aquí la parturienta se enfoca más en el parto. Este es el momento de crear el ambiente de parto; se comienza a cambiar de posición, a caminar, a tomar una ducha o baño en bañera (tina), hacer ejercicios en la bola o en la silla, concentrarse en relajarse, etc. El rol de la pareja o acompañante ahora es más activo (de entrenador). La pareja es el "intermediario" de la parturienta; y su rol es enfocarse en recordarle que cambie de posición; recordarle orinar; recordarle que tome un sorbo de agua después de cada contracción; ofrecer masaje; cuidar que se respete el ambiente de parto (oscuridad, silencio, etc.); llamar al médico o partera; llamar a la doula, etc.

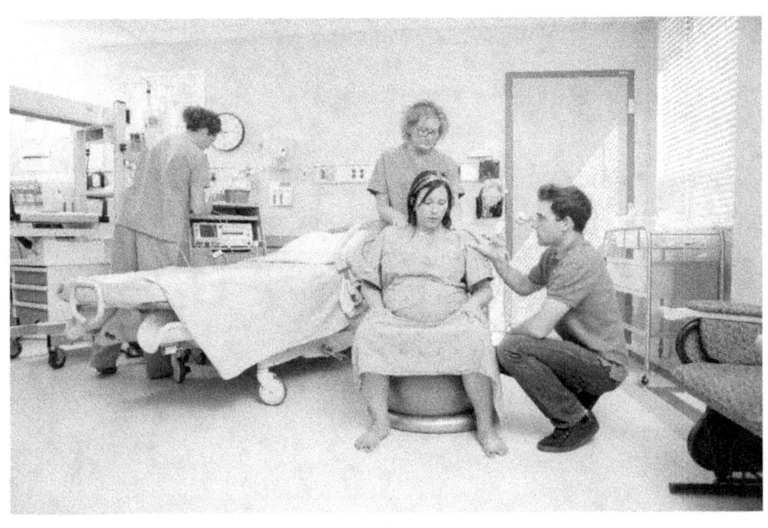

Transición—En esta fase las contracciones duran entre 90-120 segundos; y son más fuertes, más intensas, con intervalos cortos entre una contracción y otra. Las buenas noticias es que, aunque es la fase más difícil del parto, usualmente es la más corta (puede ser tan corta como media hora; o tan larga como dos horas). Durante la transición la parturienta se desorienta, siente calor, le dan gases o hipo, le tiemblan las extremidades (brazos y piernas), y siente presión en la vagina o el ano. Es la fase donde muchas piensan que no lo van a poder lograr. Lo más que ayuda durante la transición es cambiar de posición frecuente (cosa que no es fácil, porque muchas se resisten a moverse); tomar una ducha o baño de bañera; buscar posiciones contrarias al dolor; utilizar tecnicas de relajación (respiraciones, visualización, hipnoparto, etc.). El rol de la pareja o acompañante es de hacer todo lo posible por que la parturienta se sienta cómoda y se relaje (desde abanicar a la parturienta; dirigirla en posiciones; masaje; proteger el ambiente de parto (oscuridad, silencio, etc.); alentarla; etc.

El parto temprano

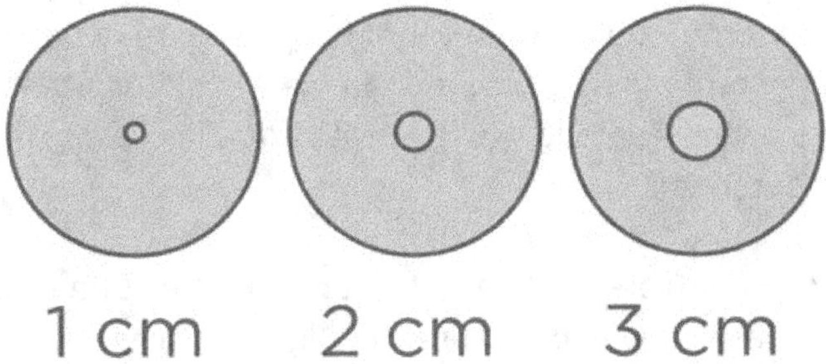

Se considera parto temprano cuando la cérvix mide 3 centímetros o menos en diámetro. En esta etapa las contracciones son de intensidad leve (similares a las molestias de menstruación), irregulares (no siguen un patrón), y por lo general duran entre 30 a 45 segundos de duración; y pueden tener un intervalo entre una contracción a otra, que varía de tener una contracción cada 30 minutos, a tener una contracción cada 4 a 5 minutos, entre una y otra.

En esta etapa se recomienda que la parturienta pase el tiempo:

Relajándose y practicando las tecnicas de relajación (hipnoparto, visualizaciones, meditación, respiraciones, música, masaje)—Ya que la ansiedad y los nervios solo contribuyen a un parto más largo y doloroso. Las tecnicas de relajación y meditación ayudan a la parturienta a inducir un sentido de calma y relajación durante el trabajo de parto.

Verificar la maleta—Si la parturienta se encuentra calmada, este es un buen momento para verificar que tiene todo lo que necesita llevar al hospital para el parto. Muchas gestantes han preparado la maleta al hospital con tiempo; y a veces solo lo que necesita aquellas cosas de cuidado personal.

Hornear—El entretener la mente horneando es una buena forma de pasar el parto temprano. Algunas parejas llevan lo horneado al hospital, ya sea para las enfermeras de sala de parto, o para los familiares y amigos en sala de espera; o lo guardan para cuando vuelvan a casa con el nuevo bebé.

Ver una película o serie—El ver alguna película o programa que le guste a la parturienta la ayuda a distraerse y relajarse.

<u>**Posiciones para utilizarse durante el parto temprano:**</u>

Durante el parto temprano (contracciones de 40 segundos aproximadamente) es preferible **posiciones de "descanso"** para prepararnos para cuando el trabajo de parto este "activo" (contracciones de 60 segundos o más).

Acostada del lado izquierdo—La parturienta puede colocar almohadas entre las piernas para estar más cómoda.

Semisentada en la cama, sofá o recostada sobre la pareja.

Sentada levantando una pierna—Las posiciones asimétricas ayudan a agrandar la pelvis, cambiar la posición de la pelvis, y ayudan a que el bebé se coloque en una mejor posición.

Cuando irse al hospital

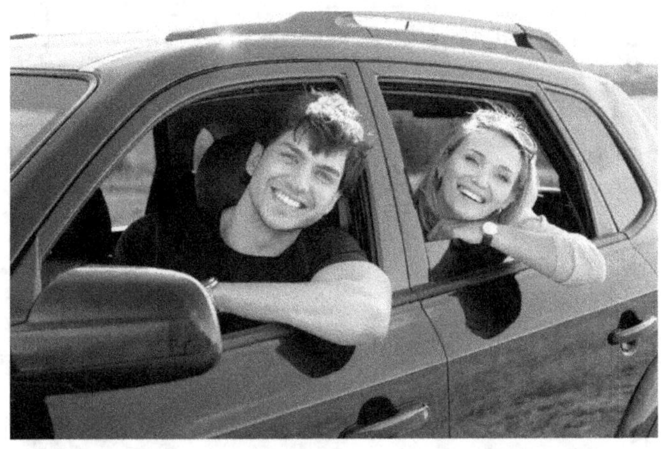

El momento ideal para irse al hospital es en algún
momento durante el parto activo (contracciones de 60
segundos). Esto varia de persona en persona, ya que hay
que tomar en consideración si es su primer parto o es
multípara; cuan cerca están del hospital; si se ha roto
fuente (aguas), esparcimiento entre una contracción y
otra, etc.

El viaje en auto mientras se está en labor de parto es
bastante incómodo para la parturienta. Mucha
parturientas dicen que se le ha hecho más fácil ir en la
parte trasera del automóvil, encima de almohadas. Una
toalla es útil, en caso de romper fuente (también se puede
utilizar una toalla sanitaria). Lo importante es manejar el
auto de forma segura y LENTA!!! Por lo general, no se va a
presentar el parto en el automóvil; y de presentarse, es
mejor estacionarse y llamar al 9-1-1 o la línea de
emergencias de su país.

Se recomienda hablar de antemano con el obstetra (o si es posible, una visita de orientación al hospital) de forma que la parturienta y sus acompañantes sepan que hacer una vez lleguen al hospital. Hay hospitales donde la parturienta tiene que ser evaluada previamente antes de ir a sala de parto (y si no está en 4 centímetros de dilatación, o no se ha roto fuente, se le envía para la casa); mientras que otros hospitales se va directo a sala de parto.

<u>¿Cuándo irse al hospital?:</u>

- ❖ Contracciones cada 4 minutos (parturienta primeriza); o contracciones cada 5 minutos (parturienta multípara)
- ❖ Contracciones de 1 minuto de duración
- ❖ Este patrón de contracciones debe durar una hora entera
- ❖ Fijarse en la parturienta—si está alegre y excitada, todavía no es el momento de irse al hospital
- ❖ Si las contracciones duran más de 1 minuto (contando desde que la barriga se pone dura), debes ir inmediatamente para el hospital.

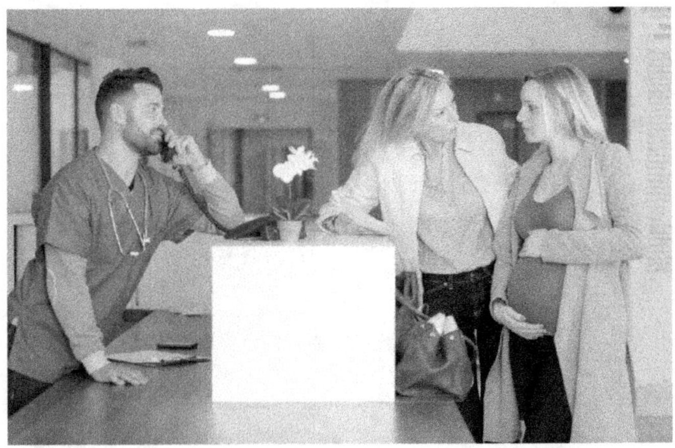

La regla 411 o 511 son unas reglas recomendadas por tanto parteras como doulas que consideran cual momento es el "ideal" para irse al hospital, centro de maternidad, o llamar a la partera para que venga al hogar.

411 significa que las contracciones están cada 4 minutos; cada contracción dura 1 minuto; y llevan en el mismo patrón por una hora. (A veces estas recomendaciones son difíciles para entender; y les explico 15-1-1; es decir, 15 contracciones de 1 minuto en 1 hora). Esta es una buena recomendación para personas primerizas.

511 significa que las contracciones están cada 5 minutos; cada contracción dura 1 minuto; y llevan en el mismo patrón por una hora (De igual forma les explico 12-1-1; es decir, 12 contracciones de 1 minuto en 1 hora. Esta es una buena recomendación para personas multíparas.

El parto de emergencia

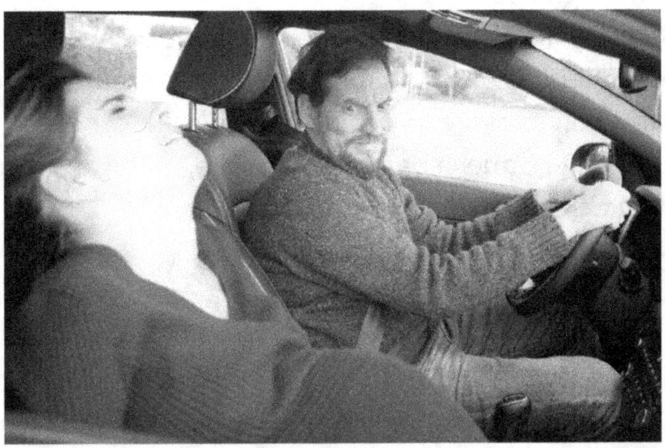

Aunque las películas nos hacen pensar que la mayoría de las parturientas se paren en los elevadores, en los carros, en los baños y hasta debajo de un puente en medio del camino; la realidad es que esto es poco probable. Sin embargo, cuando esto sí sucede, en lugar de tener pánico de que algo va a salir mal, la verdad es que estos partos de emergencia por lo general vienen sin ninguna complicación, por lo cual son tan rápidos. Hay que tener en mente que el parto es un evento normal y natural y no una enfermedad.

- ❖ Que no cunda el pánico—aun si se está sola, lo que más sirve de ayuda es enfocarse y concentrarse en el parto.
- ❖ Llamar al doctor y al 9-1-1.
- ❖ Si se está en el automóvil, se recomienda estacionarse en un lugar seguro, y encender las luces de emergencia (es más seguro que conducir como un loco hasta el hospital).

- ❖ Recordarle a la parturienta pujar suavemente con las contracciones.
- ❖ Si se comienzas a ver la cabeza del bebé, se recomienda colocar la mano sobre la cabeza, para que salga con apoyo y no rápidamente.
- ❖ Se prefiere que la parturienta jadee, en lugar de pujar, para de esta forma evitar el desgarre.
- ❖ No se debe halar la cabeza del bebé!
- ❖ Pasar suavemente la mano sobre la nariz del bebé para ayudarlo a eliminar la mucosidad y el líquido amniótico.
- ❖ Colocar al bebé sobre la parturienta, con su cabeza más abajo del cuerpo, para ayudarlo a eliminar el líquido amniótico.
- ❖ Cubre a la parturienta y al bebé con una toalla o sabanita.
- ❖ No halar ni cortar el cordón umbilical.
- ❖ Si nace la placenta, se coloca al lado del bebé.
- ❖ Si es posible, esperar a que llegue ayuda. De lo contrario, pueden irse al hospital.
- ❖ Si se está muy nervioso, y no se acuerdas de nada, es mejor no hacer nada y dejar que el parto mismo corra su curso.

Llamada telefónica al obstetra o la partera

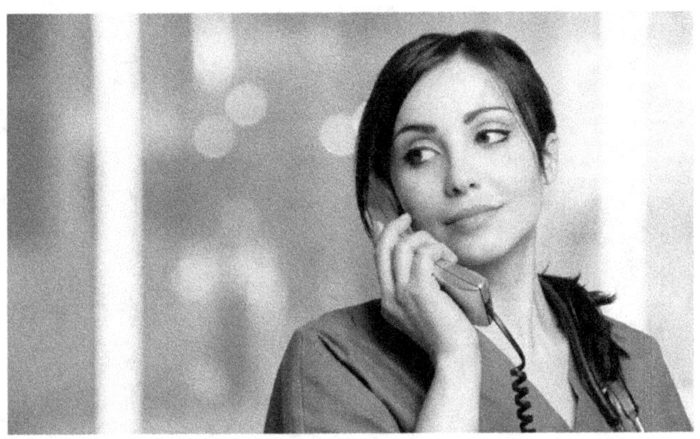

Cada médico o partera tiene un protocolo diferente de cuándo y cómo la gestante o la parturienta se puede comunicar con ellos, en especial en el día de parto. Hay algunos y algunas que están accesibles desde el parto temprano; mientras otros solo quieren que uno se comunique si se está en parto activo (contracciones de 60 segundos), o si se ha roto fuentes (aguas). Otros no tienen ninguna comunicación telefónica; y la indicación a sus clientela es irse directo al hospital, sea a sala de emergencias o de parto, y de ahí el personal del hospital se comunica con médico. En el caso de las parteras, usualmente estas vienen y chequean pélvico a la parturienta, y se mantienen en comunicación con la parturienta, hasta que estas están listas para el parto.

Llegando al hospital

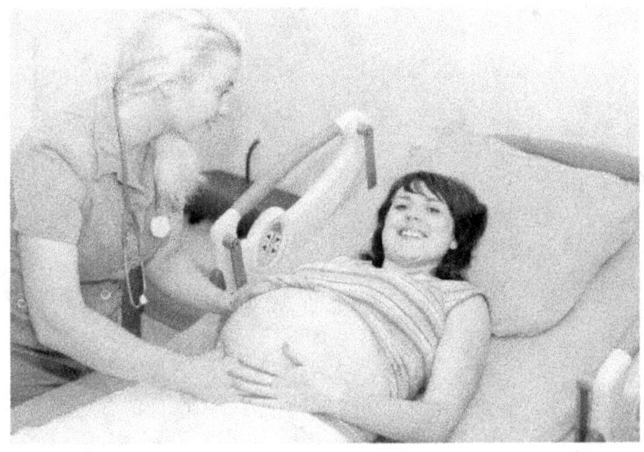

Una vez la parturienta llega al hospital, el obstetra o la enfermera le hará un examen pélvico (vaginal) para determinar el borramiento y la dilatación del a cérvix. De ahí se determina si te admiten al hospital o la envían de nuevo a casa, a esperar que el parto se ponga activo. Por lo general, si la parturienta tiene menos de 3 centímetros de dilatación, es mucho mejor y más cómodo pasar la fase de parto activo en casa en lugar del hospital. Sin embargo, si la parturienta ha roto fuentes (aguas) o necesita asistencia médica para el manejo del dolor, el medico puede considerar admitirla al hospital. Por el contrario, si la parturienta tiene 5 o 6 centímetros de dilatación, será admitida de inmediato al hospital.

Lo ideal en un parto sería permanecer el parto temprano en casa, en un ambiente donde la parturienta se siente cómoda y segura; y luego irse al hospital cuando el parto está en la fase activa. El practicar tecnicas de distracción y relajación durante el parto temprano evita que la parturienta quiera irse al hospital demasiado temprano.

Monitor Fetal

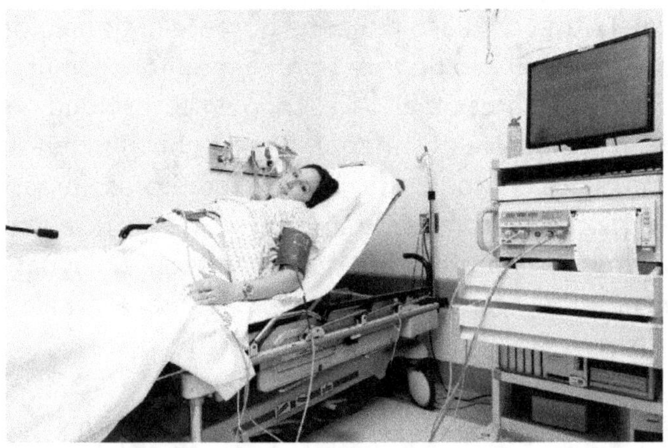

En la mayoría de los hospitales, el bebé es monitoreado
todo el tiempo (**monitoreo continuo**) durante el trabajo
de parto y parto; mientras que el **monitoreo intermitente**
suele ser más común en centros de maternidad, y partos
en casa. El monitoreo fetal se puede hacer externo (las
famosas correas y "toco") o interno, o ambos. El método
de monitoreo que se utilice durante el parto usualmente
es parte ya de la política del hospital; pero también se
puede considerar según como vaya el parto, o el riesgo de
complicaciones en la gestante/parturienta. El **Doppler** es
un tipo de estetoscopio especial que se utiliza para
auscultar los latidos fetales. Aunque ya el Doppler ha sido
sustituido en prácticamente todos los hospitales por el
monitor fetal electrónico; todavía hay obstetras que lo
utilizan en las visitas prenatales. También es común entre
las parteras, en los partos en casa.

También existe el **monitor interno**, el cual es un electrodo que se coloca en el cuero cabelludo del bebé en útero, que evalúa el ritmo cardiaco del bebé durante el trabajo de parto y parto. El uso de este tipo de monitor se limita a partos de gestantes de alto riesgo; o en casos donde no se puede auscultar efectivamente al bebé con el monitor externo. Para el uso de este tipo de monitor, se practica una amniotomía (romper fuente de forma artificial), a menos que ya la parturienta haya roto fuente o aguas de forma natural, y se coloca un electrodo fetal atornillado en las primeras capas del cuero cabelludo del bebé.

El menos común que se utiliza para monitorear las contracciones es el **catéter de presión intrauterina**, que también se coloca dentro del útero, entre la pared uterina y el bebé. Esto permite medir la intensidad exacta de las contracciones, en lugar de dejarse llevar por el monitor externo, que es menos preciso.

El **monitor fetal externo** utiliza dos bandas o "correas" que se colocan alrededor del abdomen de la gestante o parturienta, para medir el ritmo cardiaco del bebé y las contracciones. El promedio del ritmo cardiaco que se considera "normal" en un bebé es entre 110 y 160 palpitaciones por minuto. Fuera de este ritmo, si el ritmo cardiaco es demasiado alto, esto podría indicar que el infante está en estrés; y si el ritmo cardiaco es demasiado bajo, esto podría indicar que el bebé está padeciendo de deprivación de oxígeno, ya sea porque el cordón umbilical está siendo comprimido, entre otras razones. El médico o partera se fija si el bebé está padeciendo de estrés en relación con la contracción si el estrés ocurre durante la contracción, entre una contracción y otra (periodo de descanso), al final de la contracción, o todo el tiempo. Y mientras que el monitor fetal es una herramienta útil que ha salvado varias vidas, también se asocia con un aumento en los porcentajes de parto por cesárea.

<u>Del monitor fetal indica que el bebé está padeciendo de estrés fetal, el equipo de sala de parto puede intentar las siguientes tecnicas para aliviar el estrés en el bebé:</u>

- ❖ Aumentar el oxígeno en la parturienta
- ❖ Aumentar los fluido en la parturienta para hidratarla (suero intravenoso)
- ❖ Cambio de posición en la parturienta
- ❖ Uso de fórceps o ventosa en el parto
- ❖ Parto por cesárea

Interpretando el monitor fetal

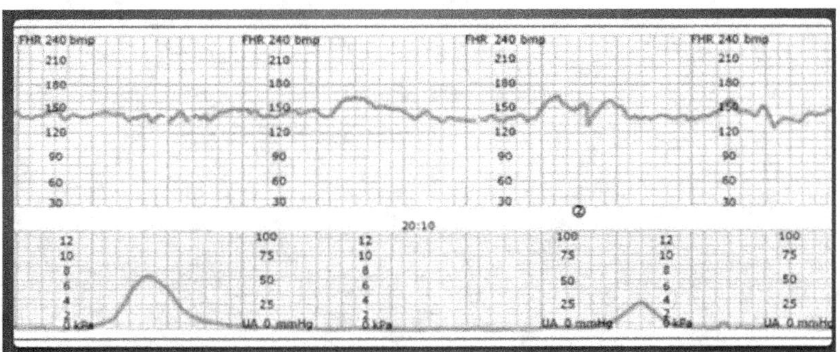

El monitor fetal provee una gráfica (ya sea en papel o en pantalla) que deja saber al equipo de parto como el ritmo cardiaco del bebé se comporta cuando hay una contracción. Cuando uno mira a la pantalla del monitor fetal, uno identifica donde se muestra el ritmo cardiaco del bebé, y donde se muestra las contracciones. En el trazado (papel), este se coloca de forma horizontal para poder interpretarlo. A parte de la habitación de parto, el monitor fetal de cada parturienta se ve también en los monitores del área de enfermeras de sala de parto, de forma que ellas pueden estar pendientes de cómo va todo sin tener que entrar a la habitación de parto.

Dilatación

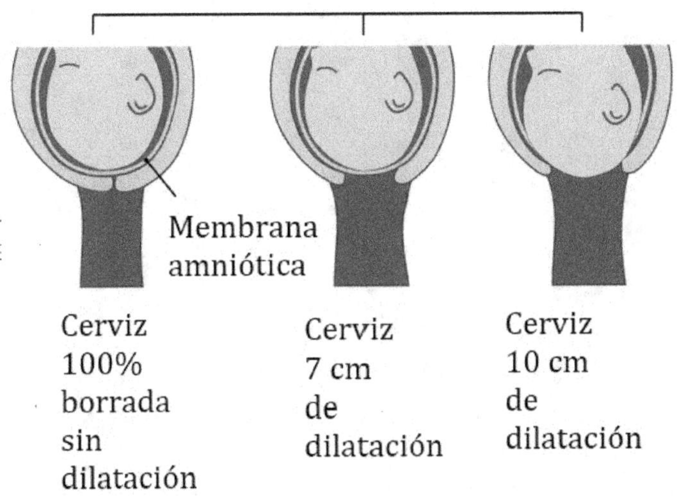

La dilatación completa de la cérvix es cuando la cérvix llega a 10 centímetros; que es cuando le es posible al bebé descender por completo al canal de parto, todo durante la segunda etapa del parto, conocida como **pujo** o **expulsivo**. En gestantes y parturientas primerizas, se le da más énfasis al borramiento que a la dilatación, ya que en estos casos la cérvix debe borrar primero, para luego dilatar. Sin embargo, en la multípara, la dilatación es mucho más rápida. Se estima que la parturienta primeriza dilata menos de un centímetro por hora (luego del parto activo); mientras que la multípara suele dilatar más de un centímetro por hora.

Estación del bebé en la pelvis

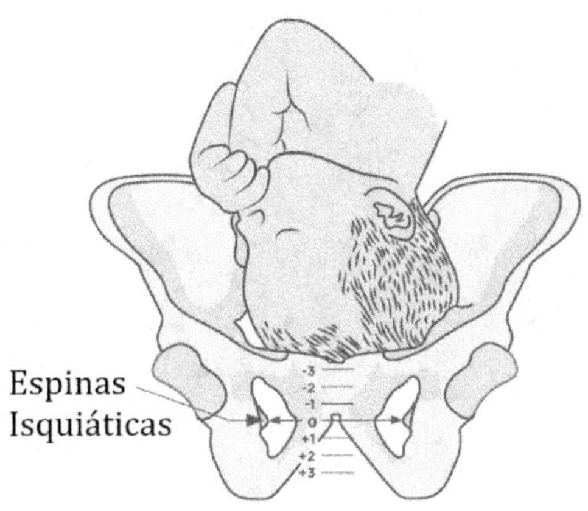

La estación del bebé en la pelvis se utiliza para medir cuanto el bebé ha descendido en la pelvis; y se mide según donde se encuentra la cabeza del bebé en relación con las **espinas isquiáticas**. Las espinas isquiáticas se encuentran entre 3 a 4 centímetros dentro de la vagina, y se utilizan como punto de referencia para medir la estación del bebé. La estación fetal se indica en números positivos y negativos.

-5	El bebé está flotando
-3	La cabeza del bebé está sobre la pelvis
0	La cabeza del bebé se encuentra en el fondo de la pelvis
+3	El bebé comienza a verse en el canal de parto
+5	El bebé está coronando

Posiciones para el trabajo de parto durante parto activo

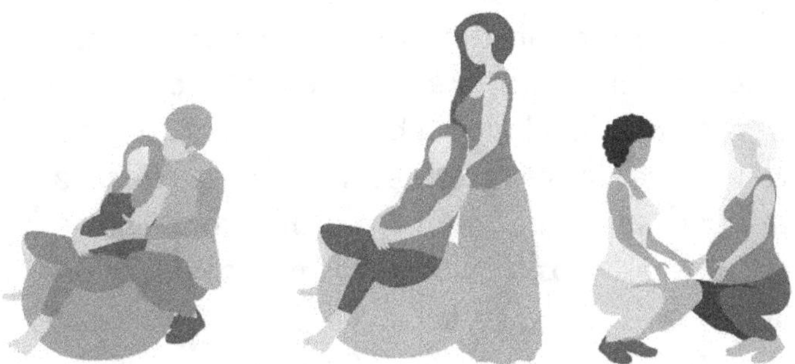

El cambiar de posición entre una y otra contracción, y el mantenerse móvil es de gran beneficio durante el trabajo de parto y parto ya que:

- ❖ Alivian el dolor de parto
- ❖ Reducen el dolor de parto
- ❖ Ayudan a regular la frecuencia, duración y eficacia de las contracciones
- ❖ Ayuda a que el bebé se acomode más bajo en la pelvis mucho más rápido
- ❖ Asegura que el bebé reciba suficiente oxigeno
- ❖ Reduce el tiempo de parto

Hay que tener en cuenta que no existe ninguna posición "ideal" para el parto. Lo mejor es que cambiar de posiciones con frecuencia, entre una y otra contracción, de forma que la parturienta se encuentre relajada y en control del dolor de parto.

Caminar y permanecer parada—El caminar y pararte durante las contracciones es de gran ayuda durante el parto temprano. La parturienta se puede recostar sobre su acompañante o doula durante las contracciones. En las contracciones también se pueden mover las caderas suavemente de lado a lado (el baile); en otra contracción se pueden mover las caderas hacia el frente y hacia atrás; como también se puede aprovechar otra contracción y hacer círculos pélvicos a favor de las manos del reloj o hacer la figura 8.

Inclinada hacia el frente—Si se siente mucho dolor de espalda durante las contracciones, todas las posiciones que se inclinan hacia el frente hacen sentir a la parturienta mucho mejor. Se puede inclinar hacia el frente recostándose sobre una silla, sobre una mesa, sobre una bola de parto, recostándose sobre la pared o sobre el acompañante o doula.

Arrodillada—Las posiciones arrodilladas ayudan también al dolor de espalda. La parturienta se puede arrodillar y recostarse sobre una bola de parto o sobre varias almohadas. En el hospital
si así lo permiten, se puede subir el espaldar de la cama, arrodillarse en la cama, y recostarse del espaldar.

Manos y rodillas—Esta posición ayuda a quitar la presión y el dolor de espalda, ayudando a que el bebé se rote a una mejor posición para el parto. Esta posición también ayuda a que el bebé se oxigene mejor.

Trepando una pierna—Se puede intercambiar de pierna, subiendo la pierna en una silla firme, o sobre un escalón, sobre un taburete ("stool"), o sobre el inodoro. También la posición egipcia (el tener un pie delante del otro) es de gran ayuda durante las contracciones.

Cuclillas—El colocarse de cuclillas ayuda a expandir la pelvis un 10% más, permitiendo más espacio al bebé para que se rote, y se mueva por la pelvis. Esta también es una buena posición para el pujo, ya que lo hace más efectivo. La parturienta puede ponerse en cuclillas, con la ayuda de una silla o de su acompañante. Para el pujo, algunos hospitales cuentan con una barra estabilizadora para ayudar a colocarte en esta posición.

Sentada en la cama—En esta posición se puedes cambiar de posición en cada contracción, ya sea cambiando las piernas de posición de mariposa a semi-mariposa, a triangulo, a inclinarse hacia el frente, o inclinarse hacia atrás mirando hacia arriba. También se pueden echar las rodillas hacia el pecho (levantar las rodillas), lo cual ayuda si el parto esta lento.

Mecerse de lado a lado—El mecerse durante las contracciones alivia grandemente. Se puede mecer de lado a lado sentada en una silla, en la cama o en una bola de parto. El mecerse mirando hacia arriba ayuda a aliviar el dolor de las contracciones.

Acostada de lado—Esta es una buena posición para descansar. No está mal el tomarse unos 20 minutos dentro de cada hora de parto para colocarte de lado; también se puede recostar del lado izquierdo una hora, en especial si la parturienta está cansada.   Esta es una posición neutral que ayuda a recuperarse de las contracciones; como también ayuda a aliviar el dolor de espalda, y oxigenar al bebé.

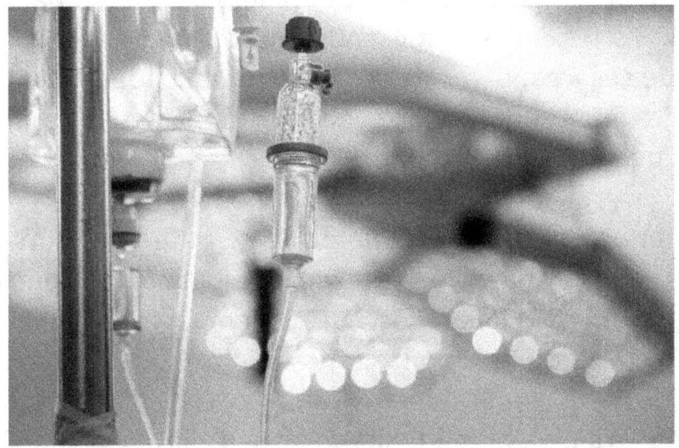

Muchas veces las intervenciones médicas se utilizan mucho más por ser política del hospital que por complicaciones médicas.

Suero de Solución Salina—Se introduce un catéter pequeño en una vena, por lo general en el brazo. Esto permitiría la introducción rápida de medicamentos u otro fluido en caso de una emergencia. En algunos planes de parto se utiliza el **bloqueo de heparina** ("Heparin Lock") que es el comienzo de este catéter, sin este estar conectado a un suero de solución salina. Esto permite tener mayor libertad de movilidad y movimiento durante el parto. De igual forma, puedes pedir que se te coloque el catéter en el brazo en lugar de en la parte de atrás de la mano, ya que esto impide el movimiento de la muñeca.

Catéter de foley ("foley")—Se inserta en la vejiga para drenar la orina. Sin embargo, la mayoría de las parturientas pueden caminar al baño o utilizar un pato o chata. Pero si se está utilizando anestesia epidural, o en caso de cesárea, el catéter es de gran utilidad, ya que permite mantener la vejiga vacía sin ningún esfuerzo de parte de la parturienta.

Rasurar—Ya este procedimiento no se utiliza de rutina. Antes se rasuraba el vello púbico, debido a que se pensaba que así se prevenía la infección. Sin embargo, se descubrió que la realidad era todo lo contrario.

Enema—Ya este procedimiento no se utiliza de rutina. Se utiliza la enema para ayudar a vaciar tus intestinos. Sin embargo, el parto por lo general se comienza con diarrea o evacuar frecuentemente, así que este procedimiento generalmente está de más. Si está en el plan de parto el uso del enema, se sugiere que este procedimiento se haga durante el parto temprano que durante el trabajo de parto activo.

Anotomía—Esta es la ruptura artificial de las membranas. Se hace porque se piensa que acelera el parto; pero la mayoría de los estudios demuestran que esto no es cierto para la mayoría de las parturientas. Si las membranas se dejan tranquilas, 75% de ellas se romperán por sí solas ya cuando estés en 9 centímetros de dilatación. También se rompen las membranas para verificar la claridad del líquido (para descartar si el bebé ha pasado meconio) o para insertar el monitor fetal interno.

Monitoreo fetal—el Estadounidense de Obstetras y Ginecólogos (ACOG) dice que la mayoría de las parturientas de bajo riesgo no necesitan el monitoreo fetal constante. Sin embargo, esto es una práctica continua en la mayoría de los hospitales. El **monitor fetal externo** son unas correas que se colocan alrededor de la cintura de la parturienta, que va acompañada de otra máquina que lee e imprime las contracciones y los latidos del corazón del bebé. El monitor externo funciona por ultrasonido y es menos confiables que el monitor interno.

Episiotomía—Consiste en un corte quirúrgico en el área del perineo (piel entre la vagina y el ano), para agrandar el área y permitir que el bebé pase más fácilmente. Sin embargo, estudios demuestran que por lo general este procedimiento no es necesario para todos los casos, exceptuando en el caso de estrés fetal, o para dirigir un desgarre. Hay muchas cosas que se pueden hacer para prevenir la episiotomía, tal como una buena posición para el pujo y parto, masaje en el perineo (durante el embarazo y parto), pujo controlado y lento, y manipulación del médico.

Otras prácticas hospitalarias:
- ❖ Limitar el número de acompañantes
- ❖ Cesárea
- ❖ Alojamiento en conjunto
- ❖ Política de salas de recién nacidos
- ❖ Política de hermanitos en Sala de Partos o en la habitación
- ❖ Política de visitantes

Segunda Etapa de parto—Etapa de pujo o expulsivo

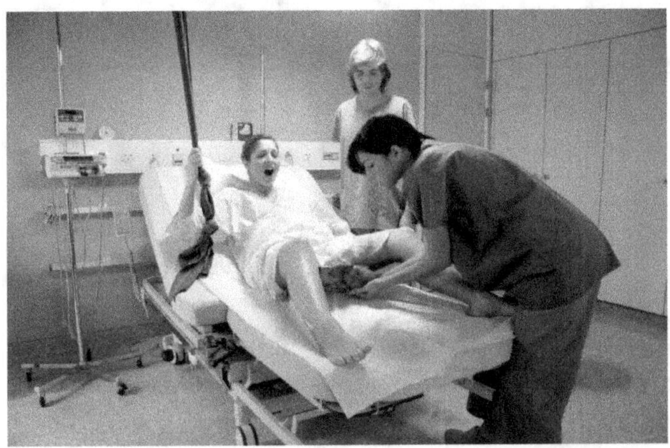

La segunda etapa de parto se conoce como el pujo o el
expulsivo. Mientras que en la primera etapa de parto la
clave es relajarse, de forma que el cuerpo haga su trabajo;
en la segunda etapa de parto es donde la parturienta está
activa, ayudando a que el bebé nazca. Mientras esta etapa
pudiera durar hasta tres horas o más, por lo general dura
mucho menos. El tiempo que dura la etapa del pujo
dependerá de varios factores, tales como:

❖ Posición de la parturienta para el pujo—las posiciones
  verticales ayudan a que el parto sea más fácil y rápido.
❖ Posición del bebé
❖ Si se han utilizado medicamentos durante el trabajo de
  parto

Usualmente, las contracciones de pujo (o ganas de pujar)
pueden tardar hasta cuatro minutos unas de otras (hay
partos que duran mucho menos); y culmina con el
nacimiento del bebé.

La etapa del pujo comienza una vez la cérvix está completamente dilatada (10 centímetros) hasta el nacimiento del bebé. Usualmente dura entre varios minutos hasta horas (4 a 8 horas). Suele tomar más tiempo en primerizas y en parturientas que han recibido anestesia epidural.

Hay parturientas que comienzan con ganas de pujar antes de los 10 centímetros de dilatación. Mientras que el Estadounidense de Obstetras y Ginecólogos (ACOG) ha expresado anteriormente que si la parturienta desea pujar, que se le permite; todavía hay dos escuelas en cuanto al pujo. Una dice que si se sienten ganas de pujar, aun cuando no se está completamente dilatada, que se puje, ya que esto ayuda en el proceso de dilatación; la vieja escuela dice que el pujar antes de completar la dilatación (10 centímetros) causa inflamación de la cérvix, atrasando el proceso de parto. Esto es impredecible; ya que hay casos donde la parturienta puja desde los 7 centímetros de dilatación, sin que se le inflame la cérvix; mientras otras pujan a los 9 centímetros de dilatación, y la cérvix se inflama.

<u>**Teniendo esto en cuenta, e irnos en un punto medio; si se tienen ganas de pujar y la cérvix no está completamente dilatada se recomienda:**</u>

- Hacer pequeños pujos en cada contracción, de forma que se calme las ganas de pujar, pero no se cause inflamación.
- Mirar hacia arriba durante la contracción (la barbilla hacia el techo).
- Jadear
- Soplar como si se estuviera soplando una vela de cumpleaños.

Muchas parturientas sienten unas fuertes ganas de pujar (como para ir a evacuar). Esto ocurre debido a la presión de la cabeza del bebé sobre el plexo de nervios de Ferguson, causando el **reflejo de Ferguson** (pujo). Ahora, no todas las parturientas sienten este reflejo. Algunas son porque están bajo la influencia de la anestesia epidural; otras porque se encuentran en la **fase de descanso.**

Se le llama la **fase de descanso**, cuando la parturienta llega a 10 centímetros (y no está bajo los efectos de anestesia epidural), pero no sienten ninguna contracción. Esta fase de descanso puede durar hasta una hora. Sin embargo, muchos hospitales y centros de maternidad obligan a la parturienta a pujar, aun cuando esta no siente ganas (algo que no es beneficioso ni para la parturienta ni para el bebé). Algunos médicos administran Pitocina, de forma que la parturienta que se encuentra en la fase de descanso puje cuando sienta el dolor de la contracción.

Fuera de la fase de descanso; si la parturienta siente el **reflejo de Ferguson** (ganas de pujar), este reflejo dura entre 60 y 90 segundos, y puede venir en intervalos de entre 2 a 5 minutos (se deben aprovechar estos intervalos para descansar entre un pujo y otro). Es importante que en la fase de pujo, la parturienta enfoque el pujo hacia el área rectal (como si estuviese yendo al baño a evacuar), en lugar de hacer el pujo con la cara.

Ya casi al final, es normal que la cabeza del bebé comience a salir, pero se vuelva a entrar a la vagina (totalmente normal). También se puede sentir un ardor, que se le conoce como **anillo de fuego**. Es normal no querer pujar cuando se siente ese ardor.

Hay hospitales que todavía practican el **pujo dirigido** (ya que es más útil en personas que están bajo la influencia de la anestesia epidural y no sienten las ganas de pujar). Sin embargo, es más recomendable el **pujo espontaneo**; donde al parturienta puja cuando siente ganas. En el pujo dirigido (que también le llama el **pujo purpura**, debido a que la parturienta tiene que aguantar la respiración durante el pujo), la parturienta aguanta la respiración, y puja bajo el conteo del médico, enfermera u otro, en un conteo de 10, mientras le gritan (literalmente) a la parturienta que puje. Este tipo de pujo, aunque todavía se practica, no es recomendable, ya que depriva a la parturienta y al bebé de oxígeno, causando estrés en ambos; como a su vez, aumenta el riesgo de desgarre, episiotomía; como también debilita el suelo pélvico.

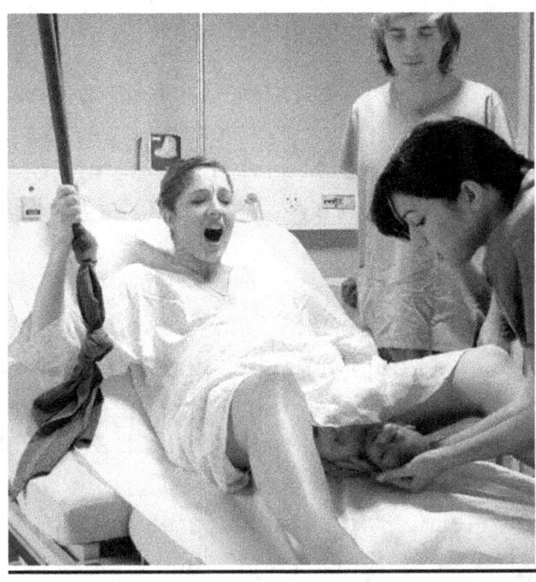

La posición que se escoja para parir debe ser una tanto cómoda como productiva para la parturienta. La gravedad sirve de gran ayuda a que el bebé salga, especialmente cuando se te hace difícil pujar.

La posición que comúnmente se utiliza en los hospitales (**litotomía**) desgraciadamente no utiliza la gravedad como ayuda, aparte de que fomenta el desgarre o el uso de episiotomía. Hay posiciones más favorables que puedes utilizar. La ideal sería ñangotada, ya que la pelvis se abre hasta un 30% más. Sin embargo, también se pueden asumir otras posiciones de parto como la sentada (con ayuda del acompañante).

<u>**Formas de cómo pujar:**</u>

El pujo espontáneo—La parturienta sigue las señales de su cuerpo, y puja cuando siente el deseo. Este tipo de pujo causa menos tensión, tanto en la parturienta como en el bebé, ayudando a que sea más rápida la segunda etapa de parto.

El pujo dirigido—Se utiliza mucho cuando la parturienta no siente ganas de pujar (muchas veces por el uso de narcóticos o la anestesia epidural). Se comienza cada contracción con una respiración profunda…se expira…se inhala de nuevo, y se aguanta la respiración, curveando hacia el frente el cuerpo para ayudarse a pujar. El médico, enfermera o acompañante cuenta hasta diez; se hace un cambio de aire, y se repite el proceso hasta que la contracción termina (el médico, la enfermera o acompañante se dirige por el monitor fetal para saber cuándo hay contracción).

El pujo solo en el momento del parto—Es más popular entre las parturientas que están bajo el uso de narcóticos o anestesia epidural; donde se permite que el mismo cuerpo puje al bebé, y solo se comienza el pujo activo cuando el médico o la enfermera pueden ver la cabeza del bebé. Se dice que este tipo de pujo no es tan agotador, especialmente cuando la parturienta no siente ganas de pujar.

El "labio" cervical

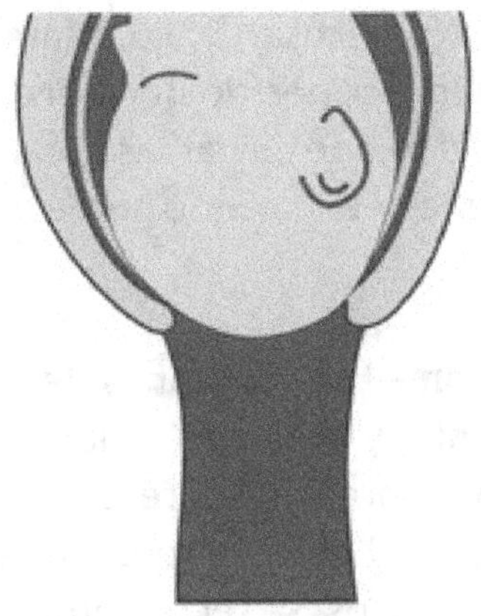

En algunos partos, la cérvix se dilata completamente a 10
centímetros, pero uno de los lados de la cérvix todavía
está presente...a esto se le conoce como un labio cervical.
Cuando el labio cervical se encuentra en la parte anterior
de la pelvis (en la parte del frente, cerca del hueso púbico),
esto suele ocurrir cuando la cérvix queda en cierta forma
"pillada" entre la pelvis y la cabeza del bebé. También
puede ocurrir cuando la presión de la cabeza del bebé
sobre la cérvix no es uniforme.

<u>**Cuando esto ocurre se recomiendan varias alternativas:**</u>

No pujar—A veces es necesario aguantarse un poco las ganas de pujar (más fácil decirlo que hacerlo). En estos casos la parturienta puede aliviar las ganas de pujar, mirando hacia arriba, y exhalando como si estuviera soplando una vela.

Cambiar de posición—Las posiciones de manos y rodillas, echada para el frente, y acostada de lado son posiciones que ayuda a quitar la presión sobre la cérvix, como también ayuda a que el bebé se rote a una posición más favorable. En estos casos, se recomienda que se le cuestione al obstetra o partera hacía que lado se encuentra el labio cervical, de forma que la parturienta se posicione contrario a ese lado.

Hidroterapia en bañera o piscina de parto—Mientras que esto es factible en parto en casa, parto en centros de maternidad; no muchos hospitales cuentan con piscinas de parto. En caso de contar con piscina o bañera en el parto, la hidroterapia ayuda, ya que promueve la relajación, pero también la ingravidez o ligereza de estar en el agua quita la presión de la cabeza del bebé sobre la cérvix. En caso de que el hospital no cuente con bañera, pero si permite el uso de la ducha, la hidroterapia ayuda a la relajación y manejo del dolor, pero no a la ingravidez; pero también sirve de ayuda.

Reducir el labio cervical de forma manual—Esto solo lo puede hacer el obstetra o la partera; donde el labio cervical se mueve sobre la cabeza del bebé durante la contracción. Mientras que es una técnica dolorosa, es efectiva.

El uso de "fórceps"

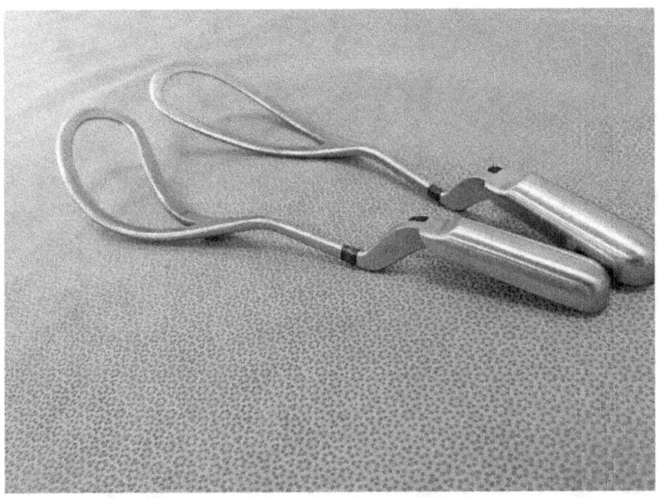

La forma más fácil de asociar a los fórceps es con dos cucharones, como los que se utilizan para servir la ensalada. Cuando se utilizan los fórceps, estos son introducidos uno a la vez dentro del cuerpo de la parturienta, y se colocan alrededor del cráneo del bebé. El médico tiende a halar con cada pujo coordinado de la parturienta. Muchas veces, el uso de fórceps ha sido sustituido por la cesárea. El fórceps era más utilizado en el tiempo de nuestras abuelas, donde se les daba tanto medicamento que las dejaba inconscientes a la hora de pujar.

Extracción por "vacum" o ventosa

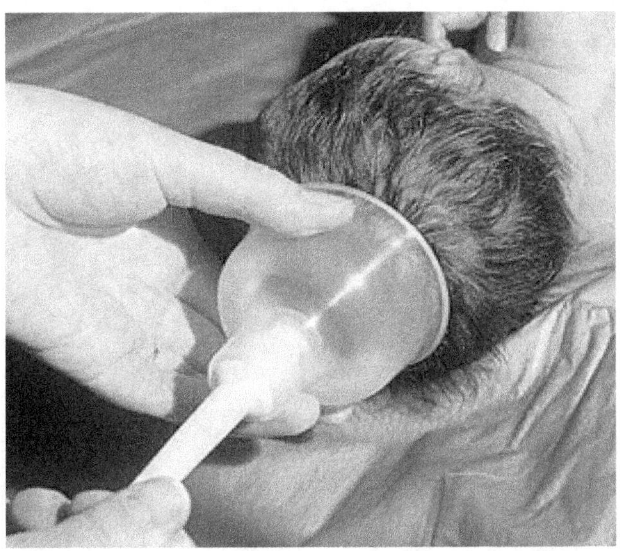

Esto es un equipo de succión (ya sea por maquina o manual) que se coloca en la cabeza del bebé y se succiona en conjunto con los pujos coordinados de la madre. Mientras que el vacum tiende a causar menos trauma a los tejidos de la madre, es todo lo contrario en el bebé.

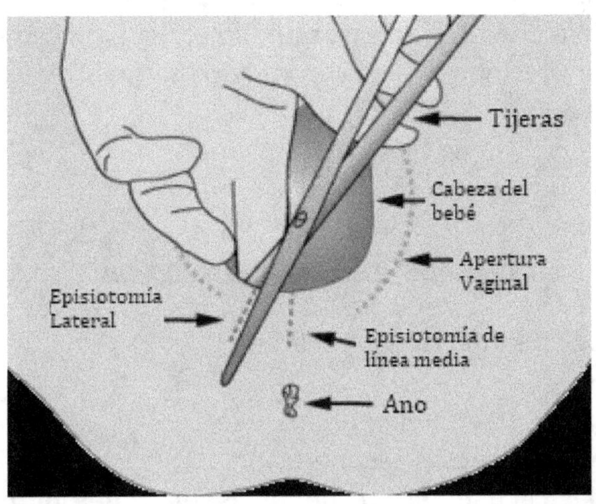

La episiotomía es una incisión quirúrgica que se hace en el área del perineo (área entre la vagina y el ano), en algunos casos, para prevenir un desgarre, y en otros, para hacer más espacio en la parte posterior de la vagina. Hay dos tipos de episiotomía; una donde el corte es desde el perineo hacia el ano (**episiotomía de línea media**), y la episiotomía donde el corte es diagonal, hacia el lado del perineo, lo cual previene que la incisión se extienda hacia el recto (**episiotomía medio lateral**). Estudios han demostrado que las episiotomías aumentan el riesgo de laceraciones tipo 3 y 4 grados en el perineo (las laceraciones se categorizan en grados que van del 1 al 4, siendo el grado 1 el más leve; y el grado 4 el más severo).

El Colegio Estadounidense de Obstetras y Ginecólogos (ACOG) afirma que no hay evidencia que apoye la practica rutinaria de la episiotomía. Sin embargo, en ciertas situaciones el obstetra o partera entienden que las episiotomías pueden ser necesarias en casos donde es necesario utilizar fórceps o vacum durante el parto; en casos donde hay distocia (se encajaron los hombros del bebé en la pelvis); y en casos donde el bebé muestra estrés fetal mientras está coronando (para disminuir la fase del pujo).

Entre los efectos secundarios de una episiotomía están:

* Riesgo de infección en el área
* Dolor
* Laceraciones en el perineo de tercer y cuarto grado
* Mayor tiempo de recuperación
* Molestia cuando se resumen las relaciones intimas

Se recomienda que para reducir el riesgo de episiotomía se practique una buena nutrición (la piel es más flexible cuando hay buena nutrición); se practiquen ejercicios para los músculos del suelo pélvico (**Kegel**); se practique el masaje perineal; y se utilice el masaje perineal junto con compresas tibias en el momento de parto.

NOTA: Aun cuando no se requiera una episiotomía durante el parto, es muy probable que ocurra algún tipo de laceración en la vagina o en el ano debido al parto.

El corte del cordón umbilical

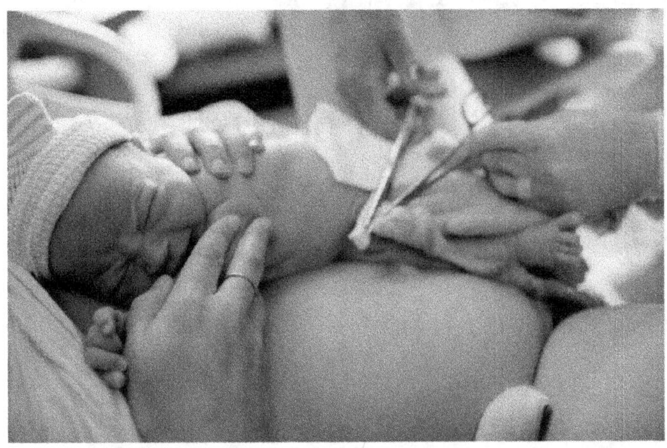

El cordón umbilical es la conexión entre el bebé y la placenta. El cordón umbilical está típicamente compuesto de dos arterias y una vena, cubiertas por una sustancia gelatinosa que se conoce como Gelatina de Wharton. La función mayor del cordón umbilical es el pasar anticuerpos, nutrientes y oxigeno de la gestante al bebé. El cordón umbilical se forma alrededor de la quinta semana de gestación, y llegará a medir entre 22 a 24 pulgadas de largo (8-9 centímetros).

El corte del cordón umbilical es un momento simbólico, el cual "rompe" el vínculo entre la vida uterina, y la vida extrauterina (fuera del útero). En el pasado, el cordón umbilical era pinchado y cortado inmediatamente luego del parto, aun antes del nacimiento de la placenta (todavía hay médicos que se resisten a seguir las nuevas recomendaciones en cuanto al corte del cordón umbilical). Sin embargo, estudios demostraron que el retrasar el corte del cordón umbilical traía beneficios, tales como:

❖ Aumento en los niveles de hemoglobina en el bebé
❖ Mejora las reservas de hierro en el bebé por los primeros meses de vida
❖ Mejor establecimiento en el volumen de glóbulos rojos
❖ Disminuye la necesidad de transfusión de sangre en los prematuros
❖ Menor incidencia de enterocolitis necrotizante y hemorragia intraventricular en prematuros

NOTA: El Estadounidense de Obstetras y Ginecólogos (ACOG) recomienda esperar al menos 30-60 segundos antes de pinchar el cordón umbilical; aunque hay estudios que recomiendan entre 3 minutos a media hora. Por otra parte, a veces no es permitido que la parturienta, la pareja u otra persona corte el cordón, en especial en partos por cesárea, o cuando es necesario cortar el cordón antes de que el bebé nazca. En casos del **parto Lotus**, el cual en nuestros países no es común, y prácticamente se limita a los partos en casa, no se corta el cordón, y se espera de forma natural que el cordón se separe de la placenta, en alrededor de 10 días luego del parto.

Tercera etapa de parto—Nacimiento de la placenta

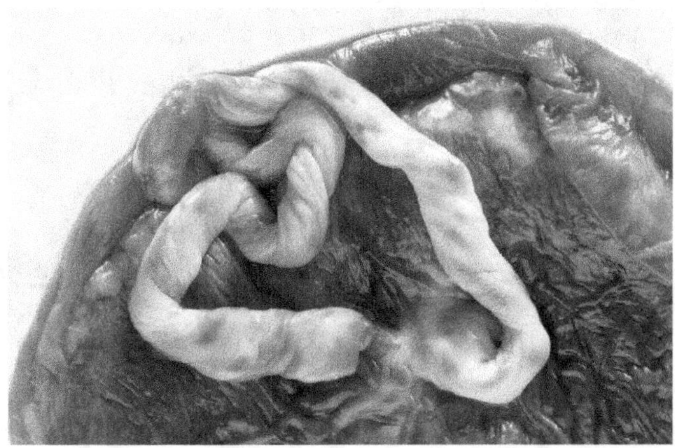

Ya en esta etapa se está enfocados en el bebé, y apenas
notan que nació la placenta. Por lo general, la placenta
"nace" sola. De haber la necesidad de pujarla (placentas
grandes), es mucho más fácil y rápido que pujar a un bebé.
De forma natural, le puede tomar a la placenta nacer hasta
una hora luego del parto del bebé. Sin embargo, en
muchos hospitales es común el uso de Pitocina para
provocar que el nacimiento de la placenta solo tarde
minutos.

La placenta nace más o menos entre 10 minutos a 30
minutos luego de un parto hospitalario (en la mayoría de
los hospitales se utiliza Pitocina para acelerar el parto de la
placenta). En caso de parto por cesárea, la placenta es
removida luego de que nace el bebé de forma manual,
antes de suturar el útero. Luego del parto el obstetra o la
partera examinan la placenta, para así asegurarse de que
la placenta se expulsó por completo; verificar la forma y
consistencia; verificar si hay calcificaciones, entre otras
cosas.

La placenta es un órgano que se forma desde el momento de la concepción, que toma el rol de producir todas las hormonas necesarias para sostener un embarazo saludable; proveerle nutrientes al bebé en desarrollo, y servir de "filtro" para eliminar los residuos.

<u>En muchas culturas ven la importancia de este órgano, y le celebran hasta ceremonias, como por ejemplo:</u>

El parto Lotus—En esta práctica, no se separa o lacera el cordón de la placenta, y se permite que el cordón se seque por si solo hasta que se caiga. Aunque no es muy común en nuestros países, algunos médicos y parteras no cortan o laceran el cordón inmediatamente, y permiten que el bebé esté "conectado" a la placenta, aun minutos u horas después que la placenta nace.

"Sembrar" la placenta—Muchas familias se llevan la placenta consigo (esto depende del hospital) y la "siembran", ya sea en un tiesto grande o en el suelo. Esto es simbólico a dedicarle la placenta al planeta, o a la tierra, o en honor al nuevo bebé. Un año después, se siembra un árbol o una planta en el lugar donde se sembró la placenta (se espera un año debido a que los nutrientes de la placenta no permiten que se desarrolle una planta).

Arte placentario—Muchas personas no desean llevarse consigo la placenta a casa; pero si prefieren poner pintura sobre la placenta, y hacer una impresión de esta. Usualmente este trabajo le toca a la pareja, acompañante o la doula.

Ingerir la placenta—Esta práctica se conoce como **placentofagia**, y se practica alrededor del mundo. En el internet existen hasta recetas para cocinar la placenta o beberla; como también hay personas que la ingieren cruda; también está la opción de encapsularla (deshidratarla y consumirla en forma de píldora). Se dice que consumir la placenta ayuda a prevenir la depresión posparto, a contraer el útero, a que la persona que parió no tenga deficiencia de hierro, entre otras (sin embargo, no se ha logrado comprobar en estudios). En la medicina China se considera la placenta como una gran fuente de vida, y se valora su valor medicinal, consumiéndose en forma deshidratada.

II. Complicaciones durante el trabajo de parto y parto

93

Complicaciones durante el trabajo de parto y parto

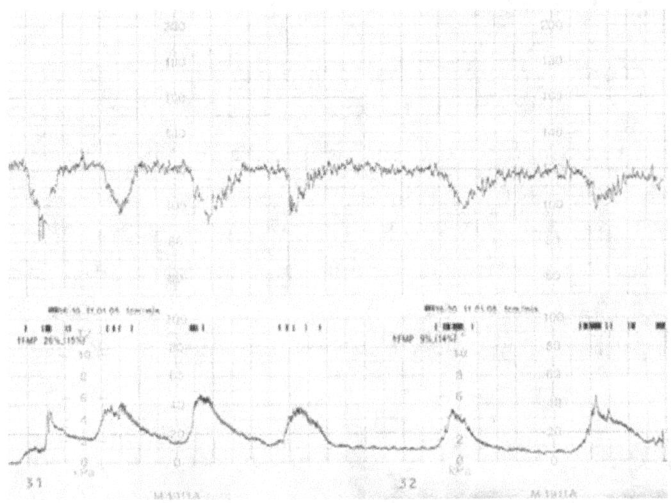

Mientras que las complicaciones de parto son relativamente raras, estas pueden ocurrirle a cualquier parturienta, como también como a cualquier obstetra o partera. Sin embargo, la mayoría de las complicaciones pueden ser identificadas y manejadas a tiempo y de forma apropiada, de forma que se asegure un parto seguro.

Hay veces que las cosas no salen como las planificamos, especialmente cuando surgen complicaciones. En muchos casos es necesario la intervención médica, que puede variar desde el uso de medicamentos, un procedimiento, o quizás hasta cirugía; todo con el fin de hacer un parto más fácil, menos complicado y seguro tanto para la parturienta como el bebé. Lo positivo es que un 98% de las posibles complicaciones en el parto se pueden predecir temprano en la gestación, como por ejemplo, la presión arterial, historial diabético, etc.

<u>Entre las complicaciones más comunes en el trabajo de parto y parto están:</u>

Parto prematuro—Se considera parto prematuro a un parto que comience entre la semana 20 y 37 de gestación. Se estima que alrededor de 1 en cada 10 partos es prematuro. Mientras más temprano ocurra el parto prematuro, mayores son los riesgos en el parto. Por esto, es de suma importancia hablar con su médico obstetra o partera sobre cuáles son las señales de alerta para un parto prematuro, y que se debe hacer si se notan esas señales.

Trabajo de parto o parto que no progresa—Las señales típicas de parto son o comenzar a tener contracciones regulares, o romper fuentes o aguas. Hay casos donde aun cuando se presenten estas señales, el parto no progresa (no hay cambio en la cérvix después de varias horas de parto). En estos casos, el médico o la partera puede considerar el uso de medicamentos para acelerar o aumentar el parto. Usualmente el parto no progresa por diferentes razones; por ejemplo, que la cabeza del bebé es demasiado grande como para hacer presión o pasar por la cérvix (desproporción cefalopélvica); la cérvix no dilata; las contracciones no son fuertes o son irregulares. En casos donde aun con intervención médica, el parto no progresa, entonces se considera el parto por cesárea.

Problemas con la placenta—La mayoría de los problemas con la placenta se pueden identificar durante la gestación, como la **placenta previa** (placenta que cubre parte o toda la cérvix). Durante el trabajo de parto o parto se pueden presentar problemas con la placenta, tales como placenta **abrupta** (placenta que se desprende de la pared uterina antes del parto); o **placenta accreta** (placenta que crece y se adhiere al revestimiento del útero).

NOTA: De estas situaciones con la placenta no atenderse a tiempo, esto puede causar hemorragia (pérdida de sangre severa), que pone en riesgo tanto a la parturienta como al bebé.

Problemas con el cordón umbilical—Hay casos donde el cordón se encuentra alrededor del cuello del bebé (**cordón nucal**); o el cordón sale por la vagina antes que el bebé (prolapso del cordón). Muchas parejas temen al nada más escuchar que el cordón está en el cuello del bebé. Sin embargo, en la mayoría de los casos esto no es peligroso, siempre y cuando no esté demasiado apretado, o que interfiera con que el bebé puede descender a través del canal vaginal. De presentarse una situación con el cordón umbilical que el obstetra o la partera no pueden corregir para asegurarse que haya un parto seguro, o el bebé muestra señales de estrés fetal, es probable que sea necesario el parto por cesárea.

Desgarre del perineo—El perineo es el área entre la vagina y el ano. En algunos partos el área de la región del perineo y la vagina se puede desgarrar. La severidad del desgarre se categoriza según la gravedad de este (desgarre tipo 1 es menos severo; desgarre tipo 4 es severo). Hay casos donde el desgarre es extenso, y se necesita reparar tomando suturas o puntos. En algunos casos el obstetra o la partera puede decidir hacer una **episiotomía** (corque quirúrgico en el área del perineo) para prevenir un desgarre. Hay que tener en cuenta que el Colegio Americano de Ginecología y Obstetricia (ACOG) no apoya el practicar la episiotomía de rutina; y solo recomienda este procedimiento cuando es estrictamente necesario. Tanto el desgarre como la episiotomía necesitan tiempo para sanar.

Problemas de sangrado—En algunos casos el sangrado posparto es excesivo, lo que se considera como hemorragia posparto. La hemorragia posparto es más común en embarazos múltiples, personas multíparas, personas con preeclampsia, anemia o con problemas de placenta, parto prolongado o los partos inducidos. Luego del parto (sea parto vaginal o cesárea) la persona permanece en sala de parto o sala de recuperación, acompañada de una o varias enfermeras, que estarán verificando el sangrado posparto (entre otras cosas) por un periodo de tiempo. Si el sangrado es excesivo, se puede proceder a "masajear" el útero, o al uso de medicamentos para parar el sangrado. Si estas medidas no funcionan, es probable que la persona tenga que ser llevada a cirugía o a remover la placenta o remover el revestimiento uterino; o en casos extremos donde no se puede parar el sangrado, proceder a una **histerectomía** (remoción del útero).

Estrés fetal—El estrés fetal puede ocurrir por diferentes circunstancias que van desde problemas con el cordón umbilical, problemas con medicamentos utilizados durante el parto, infecciones, entre otros. En casos donde hay estrés fetal, pero el bebé está a punto de nacer, el médico o la partera puede hacer el u so de fórceps o la ventosa, para ayudar al bebé a nacer. Sin embargo, en otros casos es probable que sea necesario el parto por cesárea.

El parto podromal

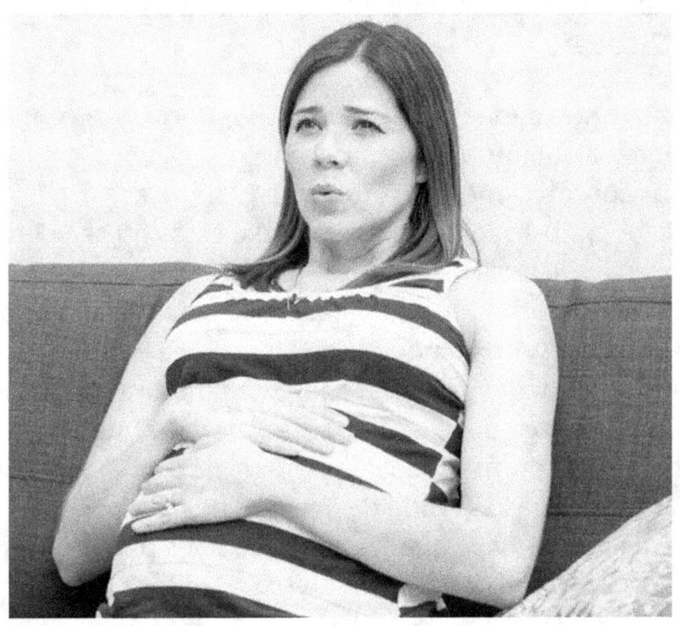

El parto podromal es un término que muchos obstetras y parteras utilizan para describir el **parto falso** o contracciones de práctica, que ocurren antes de que el parto se vuelva activo. El termino de parto podromal también se utiliza para diferenciar entre las contracciones de **Braxton Hicks** (que son menos dolorosas y consistentes). La palabra podromal significa que es precursora al parto. Mientras que las contracciones del parto podromal son bien parecidas a las de parto (son dolorosas y prolongadas), estas no son suficientemente fuertes para que la cérvix se borre y se dilate.   El parto podromal se puede presentar hasta semanas antes del día de parto. Hay que tener claro que no todas las personas van a experimentar el parto podromal.

<u>**Mientras que las contracciones de parto podromal pueden ser confusas, una forma de identificar el parto podromal es:**</u>

- ❖ Las contracciones son regulares (5-10 minutos entre una y otra), pero no se acercan.
- ❖ Las contracciones son intensas y dolorosas.
- ❖ Si las contracciones son regulares, estas no se vuelven más intensas.
- ❖ No se ha roto fuentes (aguas) ni se está manchando ("pink show" o "bloody show").
- ❖ Aun cuando las contracciones sean más intensas que las contracciones de parto, estas paran y vuelven a comenzar por periodos de horas.
- ❖ Tomar un vaso grande de agua o una ducha usualmente hace que las contracciones paren.

NOTA: El que el parto podromal se considere un parto falso, esto no quiere decir que no sea molestoso (las contracciones pueden ser tan intensas como las de parto activo); y si estamos hablando que la persona puede experimentar contracciones de parto podromal desde días, hasta semanas, es normal que la gestante o parturienta este agotada, y en necesidad de descanso. Entre las estrategias del parto podromal están el mantenerse hidratada; ingerir comidas pequeñas frecuentemente; descansar; irse de paseo en un lugar que brinde calma; escuchar música de relajación; ver películas (distracción). Algo bueno del parto podromal es que, cuando la persona se va de parto, el parto suele ser mucho más manejable y rápido.

Cómo manejar el parto "de espalda"

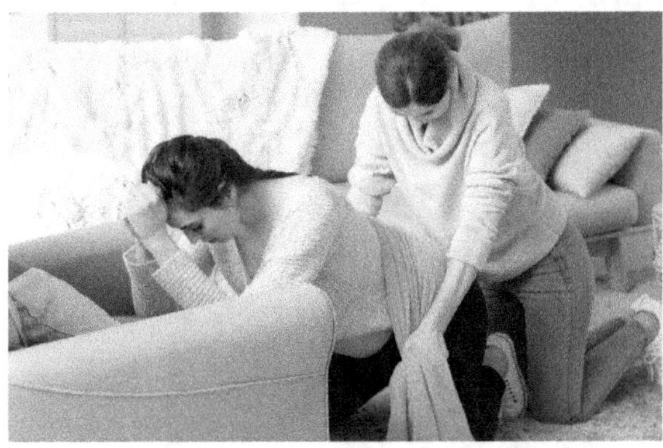

El parto de "espalda" es el tipo de parto que en lugar de sentir la presión y el dolor en el útero (en los ligamentos, en la cérvix y hasta en los muslos) el dolor y la presión tiende a concentrarse en la espalda. Este tipo de molestia tiende a ocurrir en un 25% de los partos. La causa más frecuente es la posición del bebé—**occipital posterior**—donde el bebé mira hacia arriba, hacia el hueso púbico, con su cráneo haciendo presión sobre nuestra espina dorsal. Algunos remedios y trucos para aliviar y mejorar la situación lo son:

- ❖ Masajes de contrapresión en el área del sacro
- ❖ Compresas calientes en el área
- ❖ La posición de manos y rodillas—le da espacio al bebé a rotarse
- ❖ Movimientos pélvicos
- ❖ ¡¡¡Evitar acostarse de espalda!!!
- ❖ Hay muchos bebés que nacen mirando hacia arriba sin ningún problema

El parto lento o que no progresa

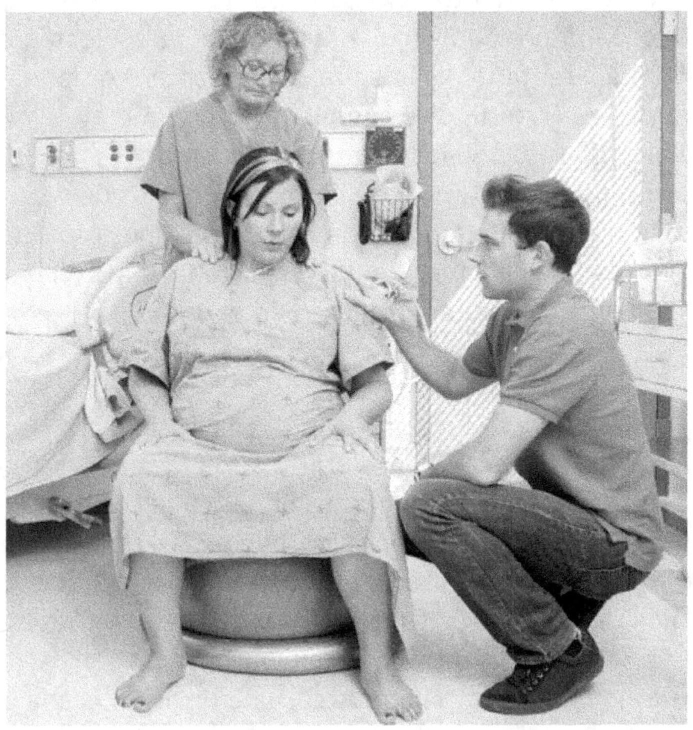

Mientras que una de las mayores preocupaciones sobre el parto es no llegar al hospital a tiempo (lo cual no es común); rara vez las personas se preparan para un parto lento, que no progresa. Esto ocurre debido a las falsas expectativas que tenemos del parto, en especial por lo que vemos en películas y programas televisivos, donde se aparenta que los partos son relativamente rápidos. Sin embargo, estudios han demostrado que en esta generación los partos suelen tomar mucho más tiempo que en generaciones anteriores, lo cual puede estar relacionado con un estilo de vida sedentario en estas generaciones.

También es importante educar a las gestantes sobre cuando es el momento apropiado para irse al hospital o centro de maternidad; ya que la mayoría de las gestantes se están presentando al hospital demasiado temprano. Antes de los 4 centímetros de dilatación, es mejor quedarse en casa. Se ha encontrado que aquellas personas que llegan antes de los 4 centímetros de dilatación al hospital tienen más intervenciones médicas, y tienen más posibilidades de que el parto termine en parto por cesárea por **falta de progreso en el parto**.

NOTA: Muchas veces, el acelerar o aumentar el parto, y forzar a que el parto vaya más rápido, lo que puede es causar problemas, como por ejemplo, estrés fetal cuando se utiliza la Pitocina para acelerar o aumentar el parto. La decisión de acelerar o aumentar el parto debe ser una decisión informada entre la pareja parturienta y el obstetra o la partera. No debe ser una decisión hecha a la ligera, y se le debe brindar tiempo a la parturienta a que tome una decisión informada.

Intervenciones médicas para acelerar o aumentar un parto que no progresa

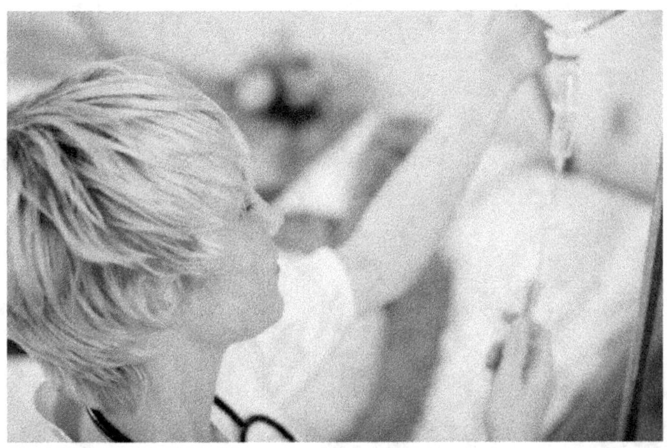

Es recomendable evitar intervenciones médicas, ya que usualmente estas provocan una "cascada", por así decirlo" de otras intervenciones. Pero hay situaciones donde las intervenciones médicas son la mejor o única manera de intervenir cuando el parto esta lento o no progresa. Entre las intervenciones médicas para un parto lento o que no progresa están:

- ❖ Amniotomía (romper fuentes o aguas de forma artificial)
- ❖ Uso de Pitocina
- ❖ Uso de medicamentos para el manejo del dolor (narcóticos o anestesia epidural)

Cómo acelerar o aumentar de forma natural un parto que no progresa

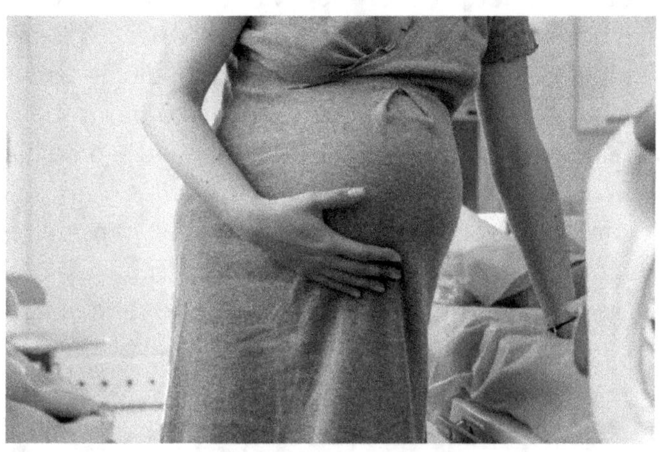

Cuando el parto es lento, o no progresa (hay poco o ningún cambio entre un examen pélvico a otro durante el trabajo de parto), esto a su vez aumenta la necesidad de intervención médica. Sin embargo, si no hay ninguna complicación, se puede intentar primero tecnicas "naturales" antes de la necesidad de intervención médica, tales como:

Cambiar de posición—El cambiar de posición facilita a que el bebé encuentre una mejor posición para descender por la pelvis. Durante el trabajo de parto se puede estar parada, sentada en una bola de parto, sentada en una silla o sillón de mecer, acostarse del lado izquierdo con un cojín o una bola entre las piernas (puede ser la bola en forma de maní). En las posiciones paradas o sentadas se le añaden los movimientos, desde caminar, echarse hacia el frente o mirar hacia arriba durante la contracción, mover las caderas de lado a lado, o de al frente hacia atrás, o en círculos a favor de las manos del reloj.

Posición parada—Entre los mayores beneficios de estar parada durante el trabajo de parto lo es la gravedad, la que ayuda a poner presión sobre la pelvis, y a su vez ayuda a que el bebé descienda. Aparte de estar parada, se le añaden los movimientos en esta posición, desde caminar, echarse hacia el frente o mirar hacia arriba durante la contracción, mover las caderas de lado a lado, o de al frente hacia atrás, o en círculos a favor de las manos del reloj. Por lo general las parturientas que se paran y se mueven durante el trabajo de parto, tienen partos más cortos, menos dolor, y reciben menos intervenciones médicas.

Estimulación de los pezones—Esto hace que el cuerpo de la parturienta libere oxitocina, lo que hace que las contracciones sean más regulares. Esto lo puede hacer la misma parturienta, o su pareja con las manos (algunas utilizan la bomba de extracción, pero a veces esto lastima el tejido, ya que la succión es mayormente negativa). También funciona irse a la ducha, y dejar correr el agua tibia sobre los pechos.

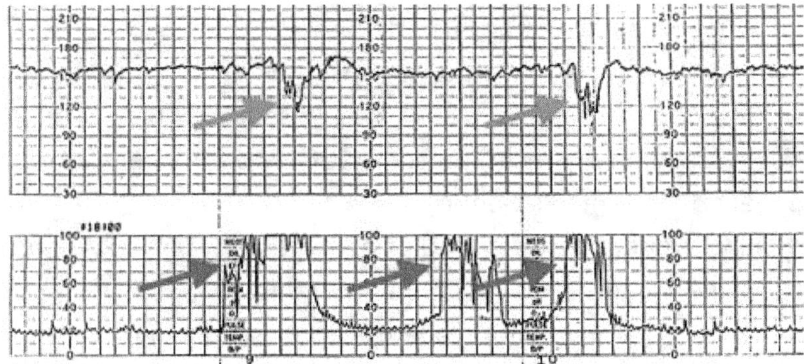

Estrés fetal

Nos referimos a estrés fetal a cuando la salud del bebé en útero está comprometida, ya sea durante el trabajo de parto o parto. El termino medico correcto a estrés fetal es "estado fetal no tranquilizador". El estrés fetal puede ocurrir por varias razones, desde anomalías en el feto, reacciones a medicamentos, el trabajo de parto o el parto causa estrés en el bebé, complicaciones durante el parto, entre otras. Las señales de estrés fetal son las siguientes:

- ❖ Menos movimiento del bebé
- ❖ Frecuencia cardiaca del bebé no-normal (muy rápida, muy lenta o irregular)
- ❖ Meconio en el líquido amniótico

<u>Las causas para estrés fetal pueden sen indicio de alguna condición, ya sea fetal, maternal u obstétrica, tales como:</u>

- ❖ Anemia en la gestante/parturienta
- ❖ Diabetes en la gestante/parturienta
- ❖ Infección
- ❖ Retraso en el crecimiento intrauterino (deficiencia en el crecimiento del bebé)
- ❖ Enfermedad cardiovascular en la gestante/parturienta
- ❖ Oligohidramnios (poco líquido amniótico)
- ❖ Placenta abrupta (la placenta se separa de la pared uterina)
- ❖ Hipertensión en la gestante/parturienta
- ❖ Embarazos que pasan de 42 semanas de gestación

<u>El uso del monitor fetal continuo suele ser parte de la política de prácticamente todos los hospitales (aunque su uso se ha recomendado más bien a embarazos de alto riesgo), ya que lo utilizan para monitorear o reconocer:</u>

- ❖ Contracciones
- ❖ Perlesía cerebral
- ❖ Hipoxia—que el feto no está recibiendo suficiente oxigeno
- ❖ Morbilidad y mortalidad fetal

NOTA: Si se detectan señales de estrés fetal antes del parto, se recomienda hacer un perfil biofísico del bebé; el cual consiste en un ultrasonido que monitorea el ritmo cardiaco del bebé, su tono muscular, sus movimientos, su "respiración" (de líquido amniótico), y la cantidad de líquido amniótico. También se hace la prueba sin estrés, donde se le coloca a la gestante las correas, para así monitorear las aceleraciones y deceleraciones cardiacas del bebé cuando no hay contracciones, como también se pueden ver si hay algunas contracciones presentes. Por último, la prueba de estrés con contracciones se hace ya en el hospital, sea que la persona esté teniendo contracciones de parto, o se le suministra Pitocina a través de un suero intravenosos, para así monitorear como responde el bebé a las contracciones.

Parto por cesárea

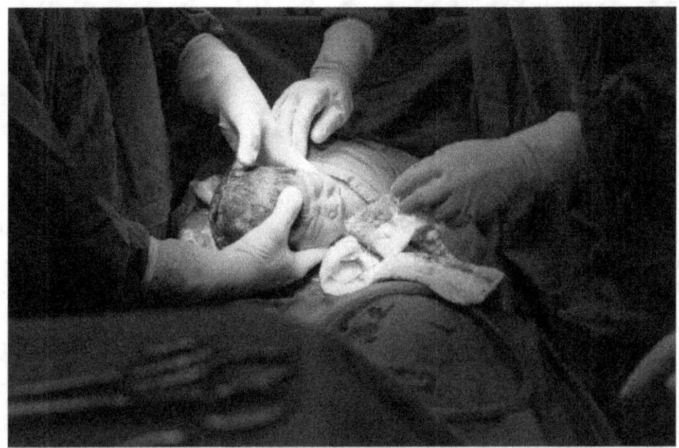

El parto por cesárea es una cirugía abdominal mayor,
donde se hace una incisión en el abdomen y útero, para
permitir que el bebé nazca de forma segura, en aquellos
casos donde el parto vaginal no se considera la manera
más segura para nacer. Se estima que en los Estados
Unidos se practican 1.3 millones de partos por cesárea
anualmente. Aunque hay situaciones donde las cesáreas
son programadas (se planifican antes de que comience el
parto); sin embargo, la mayoría de las cesáreas, en
especial las de gestantes primerizas, usualmente se
deciden en el momento del parto.

<u>**Existen diferentes razones para que el parto sea por cesárea:**</u>

* ❖ **Placenta previa**—Parte de la placenta cubre la salida de la cérvix
* ❖ **Bebé de nalgas**—El bebé viene en presentación de nalgas o de pies
* ❖ **Estrés fetal**—Cuando el bebé no tolera el trabajo de parto o parto, o se presenta una complicación durante el trabajo de parto o parto
* ❖ **Embarazos múltiples** (triples, cuádruples, quíntuples, etc.)
* ❖ **Complicaciones maternales o fetales**

Entre los riesgos para la persona que pare por cesárea están el riego de infección, problemas de coágulos, lesión al tracto urinario, riesgo de hemorragia, riesgo de histerectomía (perder el útero), riesgo de mortalidad. También hay riesgos con futuros embarazos, tales como el riesgo de ruptura uterina (donde la cicatriz de la cesárea se puede abrir durante la gestación o durante el trabajo de parto); riesgo de placenta previa; riesgo de histerectomía; riesgo de placenta creta (placenta que se adhiere a través de la pared uterina); riesgo de placenta abrupta (que la placenta se separe de la pared uterina); riesgo de problemas de fertilidad; riesgo de aborto espontaneo; riesgo de muerte fetal; riesgo de no poder intentar un parto vaginal (por políticas hospitalarias).

También existen riesgos para el bebé, que incluyen mayor posibilidad de dificultades respiratorias; mayor riesgo de ser transferido a la unidad de intensivo neonatal (NICU); mayor riesgo de prematuridad iatrogénica (el bebé nace prematuro debido al mal cálculo de fecha); ser cortado o lacerado durante la cirugía.

Tipos de incisiones en una cesárea:

Incisión transversa—se hace la incisión en la parte baja del vientre, justo encima de la línea de bikini. Se hace en esta área debido a que ayuda a que el útero se recupere mucho más rápido, y se pierde menos sangre.

Incisión clásica—este tipo de incisión ya casi no se hace. La incisión corre verticalmente de arriba hacia abajo del vientre. Por lo general se hace cuando la placenta esta por delante. Con esta incisión hay más pérdida de sangre y la recuperación del útero es más lenta. Aparte de que aumenta la predisposición de ruptura uterina en los próximos embarazos.

<u>**Procedimiento de la cesárea:**</u>

❖ Una vez la gestante o la parturienta es admitida al hospital (ya sea para una cesárea programada, o para parto), a esta se le hacen unas pruebas rutinarias de sangre

❖ Se administra un suero, y se le toma información médica.

❖ Se le da a la gestante o parturienta medicamentos que ayudan a neutralizar el ácido en el estómago.

❖ Se procede a recortar (no rasurar) el vello púbico.

❖ Se le administra la anestesia espinal o epidural (en ciertos casos se da anestesia general).

❖ Se frota el abdomen y se preparan los instrumentos de cirugía.

❖ Se colocan "cortinas" que previenen que la persona pueda ver la cirugía (en cesáreas humanizadas el obstetra permite que la persona pueda ver el nacimiento de su bebé por cesárea).

❖ En algunos casos se amarran los brazos (o uno de los brazos) de la parturienta a la camilla.

❖ La cirugía comienza una vez el obstetra se asegura de que no hay sensibilidad en el área donde se hará la incisión.

❖ El corte de la cesárea usualmente es de unas 4 pulgadas (unos 10 centímetros); y se hace justo sobre la línea de vello púbico.

❖ Se procederá a separar y diseccionar diferentes capas que incluyen la piel, el musculo, la fascia (grasas), el peritoneo, el útero y el saco amniótico (esta parte de la cirugía tarda entre 5 a 10 minutos).

❖ En muchos casos se encuentran dos médicos obstetras o un asistente de sala de operaciones, que se dedica a asegurarse de que se proteja la vejiga, y cauteriza los

vasos sanguíneos mientras el otro médico proceso con la cirugía, para evitar pérdida de sangre.
- ❖ La parturienta va a sentir presión y halones mientras extraen al bebé del útero (es muy común que esto le cause nauseas o vómitos a la parturienta).
- ❖ Aquellos hospitales que apoyan el parto humanizado permiten el contacto piel con piel luego de la cesárea; y no separan a la persona que parió de su bebé.
- ❖ La placenta se remueve de forma manual.
- ❖ Se limpia e inspecciona el útero; y se procede a reparar las capas que fueron separadas y diseccionadas (esta parte toma más tiempo que la primera parte).
- ❖ La sutura de la cesárea se puede hacer con material de suturar, pega, o grapas, según la preferencia del médico.
- ❖ Por lo general una cesárea dura, de comienzo a fin, unos 45 minutos.
- ❖ Se pasa a la persona que parió a sala de recuperación.

Luego de la cesárea, se pasa a la persona a recuperarse en un área específica del hospital llamada Sala de Recuperación. Es muy común que en esta sala haya otras personas también recuperándose de algún tipo de cirugía. Por esto algunos hospitales no permiten acompañamiento en estas salas (aunque hay hospitales que sí). Ya una vez la persona está estable, se le pasa a su habitación en el piso de maternidad (donde sí puede tener acompañamiento). Muchos hospitales utilizan hoy en día unas botas o medias especiales, que en muchos casos se utilizan desde sala de operaciones, que ayudan a prevenir que se formen coágulos en las piernas, por la inactividad.

Ya al otro día luego de la cirugía (a veces tan rápido como 12 horas posparto) el personal de enfermería ayuda a la persona a pararse y moverse, para así comience el proceso de recuperación luego de la cesárea. El pararse, moverse y caminar, ayuda a sanar y recuperarse de la cesárea, como también previene complicaciones de coagulación.

En las primeras 24 horas de recuperación, se le ofrece a la persona medicamentos narcóticos inyectables para el manejo del dolor. Ya al segundo día le cambian los medicamentos, a medicamentos narcóticos orales (aunque a muchas personas les va mejor con medicamentos analgésicos sin prescripción médica, como acetaminofén). Debido a que el parto por cesárea es una cirugía abdominal mayor, la recuperación toma mucho más que cuando el parto es vaginal. Usualmente la estadía en el hospital luego de una cesárea es alrededor de tres días y dos noches. Antes del alta se debe hablar con el medico sobre cómo cuidar de la incisión; que es normal; y que son señales de infección.

NOTA: Con un 60% de los partos en algunos hospitales siendo por cesárea, es importante que toda gestante conozca en qué consiste el procedimiento. Este número alarmante es debido mayor parte por el miedo a demandas por parte de los obstetras. También se puede incluir esta alza en cesáreas a el uso de anestesia epidural, como también al alto número de partos inducidos. Por otra parte, la Organización Mundial de la Salud recomienda que se disminuya la incidencia de cesáreas a un 15%.

Control del dolor luego de una cesárea

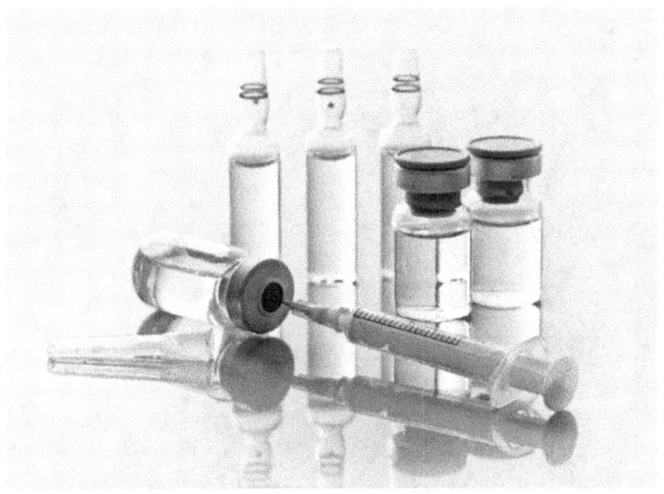

Por lo general, se recomiendan analgésicos por medio de inyecciones intramusculares durante las primeras 16 a 24 horas luego del parto. Las dosis de narcóticos por lo general se administran cada cuatro horas. Luego de estas 24 horas, tienes la alternativa de utilizar analgésicos orales.

El mejor remedio luego de una cesárea es camina; ya que ayuda a recuperarse más rápido, y que el área no se encona. En esa primera caminata se recomienda que se coloque una almohada sobre la incisión. Aunque da la sensación de que se va a abrir la incisión, por lo general las suturas internas como externas mantienen todo en su sitio. Se recomienda evitar inclinarse hacia el frente; y tratar de caminar erguida. Es preferible que la primera vez que se levante y camine lo hagas con la ayuda del personal de enfermería.

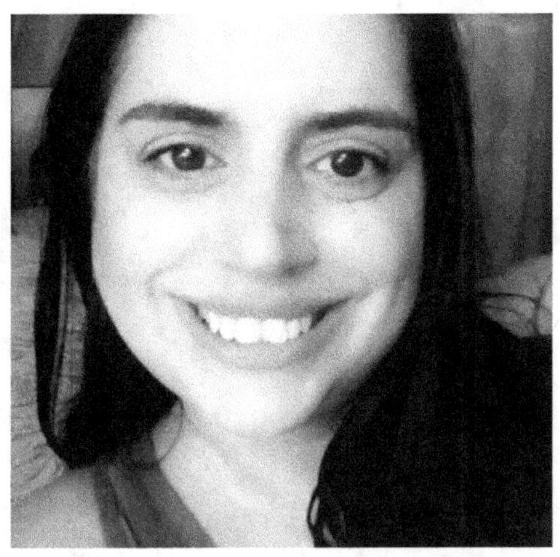

Aunque nos preparamos para un parto natural, hay que tener en cuenta que cada parto es diferente. Muchas veces nos preparamos mentalmente a como pensamos que va a ser nuestro parto, y nos sorprendemos cuando las cosas no fueron exactamente como planificamos. Mientras que muchas lograrán un parto natural; otras tendrán un parto vaginal con algunas intervenciones médicas, como inducción de parto, aceleración del parto, uso de analgésicos, uso de anestesia epidural; y en algunos casos el bebé nacerá por cesárea. Lo importante es que ambos estén saludables.

Un abrazo,
Carmen Cabrer

Referencias

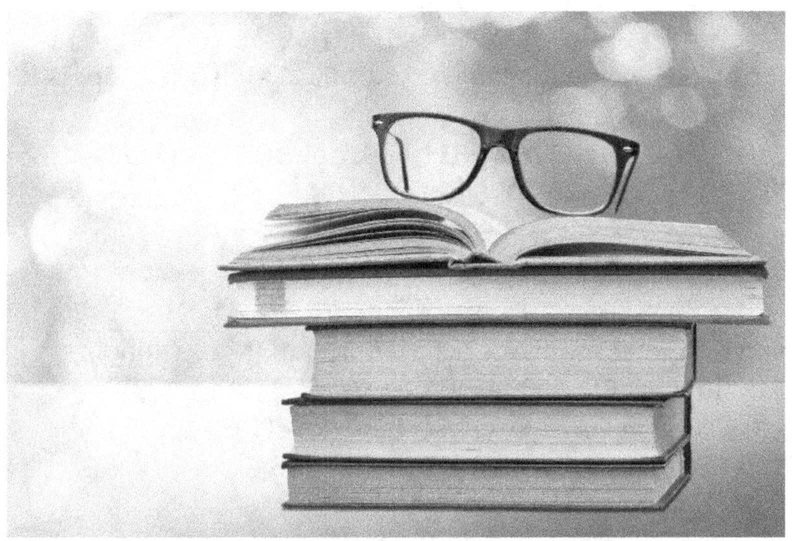

Effects of prenatal music stimulation on state/trait anxiety in full-term pregnancy and its influence on childbirth: a randomized controlled trial.
García González J, Ventura Miranda MI, Requena Mullor M, Parron Carreño T, Alarcón Rodriguez R.
J Matern Fetal Neonatal Med. 2018 Apr;31(8):1058-1065. doi: 10.1080/14767058.2017.1306511. Epub 2017 Apr 3.

Needs of fathers during labour and childbirth: A cross-sectional study.
Eggermont K, Beeckman D, Van Hecke A, Delbaere I, Verhaeghe S.
Women Birth. 2017 Aug;30(4):e188-e197. doi: 10.1016/j.wombi.2016.12.001. Epub 2017 Jan 7.

The impact of motivational interviewing on participation
in childbirth preparation classes and having
a natural delivery: a randomised trial.
Rasouli M, AtashSokhan G, Keramat A, Khosravi A, Fooladi
E, Mousavi SA.
BJOG. 2017 Mar;124(4):631-639. doi: 10.1111/1471-
0528.14397. Epub 2016 Nov 10.

Birth place preferences and women's expectations and
experiences regarding duration and pain of labor.
van Haaren-Ten Haken TM, Hendrix MJ, Nieuwenhuijze
MJ, de Vries RG, Nijhuis JG.
J Psychosom Obstet Gynaecol. 2017 Feb 6:1-10. doi:
10.1080/0167482X.2017.1285900.

Pain, Anxiety, and Fatigue During Labor: A Prospective,
Repeated Measures Study.
Tzeng YL, Yang YL, Kuo PC, Lin YC, Chen SL.
J Nurs Res. 2017 Feb;25(1):59-67. doi:
10.1097/jnr.0000000000000165.

Childbirth and parenting preparation in antenatal classes.
Barimani M, Forslund Frykedal K, Rosander M, Berlin A.
Midwifery. 2018 Feb;57:1-7. doi:
10.1016/j.midw.2017.10.021. Epub 2017 Oct 31.

Women's experiences of coping with pain during
childbirth: a critical review of qualitative research.
Van der Gucht N, Lewis K.
Midwifery. 2015 Mar;31(3):349-58. doi:
10.1016/j.midw.2014.12.005. Epub 2014 Dec 31. Review.

Barriers and facilitators to birth without epidural in a tertiary obstetric referral center: Perspectives of health care professionals and patients.
Knox A, Rouleau G, Semenic S, Khongkham M, Ciofani L.
Birth. 2017 Dec 18. doi: 10.1111/birt.12327.

Pain Management in Obstetrics.
Hensley JG, Collins MR, Leezer CL.
Crit Care Nurs Clin North Am. 2017 Dec;29(4):471-485. doi: 10.1016/j.cnc.2017.08.007. Epub 2017 Sep 28. Review.

Effectiveness of breathing exercises during the second stage of labor on labor pain and duration: a randomized controlled trial.
Yuksel H, Cayir Y, Kosan Z, Tastan K.
J Integr Med. 2017 Nov;15(6):456-461. doi: 10.1016/S2095-4964(17)60368-6.

Systematic Review of Hydrotherapy Research: Does a Warm Bath in Labor Promote Normal Physiologic Childbirth?
Shaw-Battista J.
J Perinat Neonatal Nurs. 2017 Oct/Dec;31(4):303-316. doi: 10.1097/JPN.0000000000000260.

Acupuncture or acupressure for induction of labour.
Smith CA, Armour M, Dahlen HG.
Cochrane Database Syst Rev. 2017 Oct 17;10:CD002962. doi: 10.1002/14651858.CD002962.pub4. Review.

The Effect of Acupressure Applied to Point LI4 on Perceived Labor Pains.
Hamlacı Y, Yazici S.

Holist Nurs Pract. 2017 May/Jun;31(3):167-176. doi:
10.1097/HNP.0000000000000205.

Meta-analysis of the effect of acupressure on duration of
labor and mode of delivery.
Makvandi S, Mirzaiinajmabadi K, Sadeghi R, Mahdavian M,
Karimi L.
Int J Gynaecol Obstet. 2016 Oct;135(1):5-10. doi:
10.1016/j.ijgo.2016.04.017. Epub 2016 Jul 29. Review.

The Complementary Therapies for Labour and Birth Study
making sense of labour and birth - Experiences of
women, partners and midwives of a complementary
medicine antenatal education course.
Levett KM, Smith CA, Bensoussan A, Dahlen HG.
Midwifery. 2016 Sep;40:124-31. doi:
10.1016/j.midw.2016.06.011. Epub 2016 Jun 9.

Pregnant women and health professional's perceptions
of complementary alternative medicine, and
participation in a randomised controlled trial
of acupressure for labour onset.
Mollart L, Adams J, Foureur M.
Complement Ther Clin Pract. 2016 Aug;24:167-73. doi:
10.1016/j.ctcp.2016.06.007. Epub 2016 Jun 23.